Frau Bodenschlampe

Abnehmen ist nichts für Mädchen

Bianca Schmidl

Verlag SchriftStella
Dr. Karin Gilmore
www.schriftstella.at, www.facebook.com/schriftstella

Coverdesign: Sarah-Lisa Hleb
www.sarahlisahleb.com
facebook | twitter | instagram | tumblr: @sarahlisahleb

ISBN: 978-3-903248-77-9
Auch als Hardcover und E-Book erhältlich.

Mit ganz besonderem Dank an meinen Coach Patric Heizmann

Danke an

Petra – Du warst die Erste, die meinte, ein Buch von mir würde gelesen werden.

Sabine, meinen größten Fan – Du hast verhindert, dass ich mein Manuskript zerreiße.

Mira – für Deine großartige Unterstützung.

Renate – für Deine Verlagsidee.

Karin, meine Verlegerin und Lektorin – dass ich innerhalb einer Stunde eine Zusage bekommen habe. Geduld ist nicht meine Stärke.

Sarah-Lisa – für die tolle Coverillustration.

Gisela – Du geprüfter Bücherfuchs beeindruckst mich immer wieder.

Meine Testleser – für Eure Zeit, Eure Geduld und Euer wertvolles Feedback.

Meine Laddies – ohne Euch würde es dieses Buch nicht geben. Ihr seid genial!

Meinen Vati – für vieles, wenn auch nur kurz.

Meine Mutti – für alles.

Meine Kinder – für Eure Liebe.

Meinen Mann Chris – für Deine Liebe. Ohne Dich wäre ich nicht ich.

Alle meine Leserinnen und Leser.

Ein Vorwort von Patric Heizmann

Bianca war schon immer verhaltensauffällig. Und das im positiven Sinne! Sie kommentiert, ergänzt und empfiehlt gesunde Ernährungs- und Bewegungstipps seit weit über einem Jahr in unserer Online-Community „Leichter als du denkst“. Sie ist ein enorm wichtiger Ansprechpartner für unzählige Teilnehmerinnen geworden, die sich auf den Weg gemacht haben, die beste Version von sich selbst zu entdecken. Einen Weg, den sie selbst schon ein großes Stück gegangen ist. Sie kennt sich aus, kann sich so sensibel in andere hineinversetzen und dementsprechende Tipps geben, um die Motivationsbatterien wieder aufzuladen.

Alleine deshalb war ich sehr gespannt, als sie mir einen ca. 30-seitigen Auszug aus dem Buchmanuskript mit der Bitte schickte, ich solle doch mal reinlesen. Mit meinem Bühnenprogramm „Essen erlaubt – verboten war gestern!“ war ich gerade in Heilbronn auf Tournee, wo ich viele andere Teilnehmerinnen und Teilnehmer meines Online-Coachings „Leichter als du denkst“ endlich einmal live in die Arme nehmen und in glückliche, zufriedene Gesichter sehen durfte. Und ich traf Bianca zum ersten Mal persönlich, was mich besonders freute.

Da ich schon im Besitz des Manuskripts war, nahm ich mir nach dem Kennenlernen nun vor, am Folgetag erst einmal drei bis vier Seiten zu lesen, um mich danach wieder meinen anderen Aufgaben zu widmen. Ich kam nicht dazu! Weil ich ständig am Lachen war, und das in der Bahn.

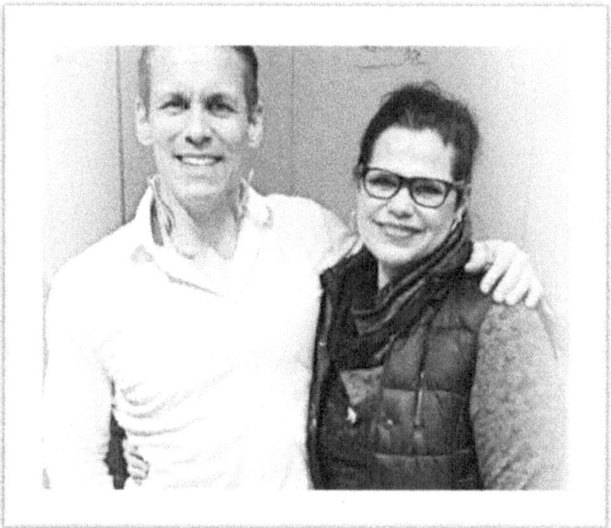

Dieses Buch ist die Geschichte einer Frau, die so ziemlich alles Erdenkliche versucht hat, um dann endlich ihren Weg zu einer gesunden, schlanken Figur zu finden. Dieses Buch ist mit so viel Witz geschrieben, dass ein kurzes Anlesen eine genauso große Herausforderung sein kann, wie eine geöffnete Tafel Schokolade beiseitezuschieben, obwohl der Unterzucker den präfrontalen Kortex komplett auf Stand-by geschaltet hat und der Magen nach

Kaloriennachschub brüllt. Dieses Buch macht hungrig. Hungrig auf Biancas Erfahrungen. Bianca kann sich am Ende mit einer Methode satt essen, was ihr die notwendige Ruhe in diesen Ernährungswahnsinn gebracht hat.

Liebe Bianca, diese Worte sind an Dich gerichtet: Mein Team und ich sind sehr glücklich, Dich sozusagen als „Co-Coach" in unserer Gruppe zu haben. Du gibst so unermüdlich hervorragende, gut recherchierte, selbst erlebte und umgesetzte Tipps. Es ist spürbar, dass Du genau wie wir das Beste für alle Teilnehmerinnen und Teilnehmer willst: eine gute Figur und maximale Gesundheit bis ins hohe Alter. Selbst gemacht. Mit dem richtigen Ansatz ist es „Leichter als du denkst".

Bleibt gesund, aber macht auch was dafür!

Coach Patric

Frau BODENSCHLAMPE

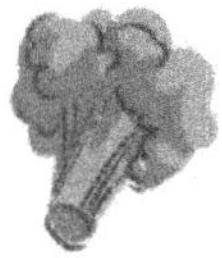

Gestatten?
Frau Bodenschlampe!

Meine Waage nenne ich liebevoll „Frau Bodenschlampe“. Nett ist das nicht. Ich weiß. Sie war aber zu mir auch nicht immer nett. Wir sind also quitt. Es gab Zeiten, in denen ich täglich auf sie draufsteigen musste. Selbstverständlich immer erst nach der Thronsitzung. Die Tür zum Badezimmer schloss ich ab, um meine genetischen Mitbewohner nicht zu schocken. Mich nackt zu sehen, war keine Freude. Vor dem Schritt auf die Waage legte ich nicht nur die Kleidung ab, nein, auch Brille, Haargummi, Halskette, Armband, Ringe, Schrittzähler - restlos alles. Meistens rasierte ich mir vorher sogar noch die Beine, Achseln und ... Ach, lassen wir das. Den Nagellack habe ich sorgfältig entfernt und die Nägel geschnitten, zur Sicherheit noch gefeilt, denn jedes Milligramm weniger war von größter Bedeutung. Den Bauch – meinen deformierten Speckpanzer – zog ich ein, ganz ein, mehr ging nicht. Das änderte zwar nichts am Gewicht, erleichterte mir jedoch, die Zahl lesen zu können. Außer am Ende meiner letzten Schwangerschaft. Da half mir nur noch die gebückte Haltung. Ich atmete tief aus und verharrte mit zusammengekniffenen Augen in der Position, bis die Zahl erschien. Der magische Moment. Meistens wohnte ihm allerdings nur wenig Zauber inne. Diese Zahl entschied grundsätzlich über meine Tagesverfassung, meine Laune, den Umgang mit meinem Umfeld und die tägliche Nahrungsaufnahme. Vor lauter Frust konnte ich mir Frühstück, Mittagessen und drei Zwischenmahlzeiten verkneifen, um dann – vor lauter Frust – beim Abendessen und beim Mitternachtssnack richtig zuzuschlagen.

Der tägliche Kontakt mit Frau Bodenschlampe war nicht gut für mich. Außerdem lügt sie! Ich erwarte Ehrlichkeit. Wir verabreden uns nun immer für den ersten Tag im Monat. Das ist völlig ausreichend und tut uns beiden gut. Beim wöchentlichen Badezimmerputz schleife ich sie zum Abstauben unter dem Waschbeckenschrank hervor. Hätte sie Haare, würde ich sie an denen herauszerren und ihre Schmerzensschreie genießen.

Die schlimmste Zahl prangte einen Tag vor der Geburt meines Windelpupsers auf der Anzeige des Grauens: 123,5 kg. In Worten: einhundertunddreiundzwanzig Komma fünf Kilogramm! Mein absolutes Höchstgewicht bei 1,70 Metern Körpergröße. Zur Sicherheit maß ich noch einmal nach. In die Höhe war ich nicht mehr gewachsen, nur in die Breite. Da hatte man doch Hoffnung, dass das Baby mindestens sieben Kilo wiegt, die Plazenta zehn Kilo – gerne auch mehr –, der Rest eingelagertes Wasser ist und man 50 Zentimeter an Körpergröße dazugewonnen hat. Was soll ich sagen? Die Hoffnung stirbt zuletzt.

Meine Schwangerschaft mit fast 40 Jahren genoss ich sehr, obwohl mein Bauchzwerg ständig Hunger und noch dazu einen gesunden Appetit hatte. Eine andere Erklärung konnte es für meine Gelüste nicht geben. Die erste Gewichtsmessung bei meiner Frauenärztin in der siebten Schwangerschaftswoche ergab 96 Kilo. Dieser Anzeige war nicht zu trauen, da ich mich weder ausziehen noch rasieren durfte. Die dünne Arzthelferin reagierte zickig, als ich ihr eine ungenaue Messung unterstellte. Auch sie wird irgendwann ein trächtiges Mutterschiff werden. Da sprechen wir uns dann wieder. Bei jeder weiteren Vorsorgeuntersuchung kamen im Mutter-Kind-Pass zwei Kilo dazu und in den letzten Monaten gleich stolze fünf Kilo pro

Monat. Ich ging wie ein Hefekloß in der Rührschüssel des bekannten amerikanischen Plastikunternehmens auseinander. Freundliche Nachbarn vermuteten Zwillinge.

Die Freude über mein 3.210 Gramm leichtes Söhnchen war unermesslich, konnte allerdings nicht darüber hinwegtrösten, dass mir ein gigantischer Teil der Schwangerschaftsspeckschürze erhalten geblieben war. Der zarte Windelpupser lag darauf sehr bequem, schlief tief und fest. Ein weiterer Vorteil war, dass die Brüste beim Stillen in Rückenlage nicht runtergleiten konnten. In der Babytrage hatte der kleine Mann besseren Halt, denn er hockte bequem auf meiner Unterbauchwulst. Außerdem konnte ich meine übergroßen Umstandshosen aus der Zeltabteilung weiter tragen und somit viel Geld für neue und kleinere Klamotten sparen.

Mein Appetit war nach der Geburt noch größer und ich verschlang Unmengen. Kein Wunder! Die Muttermilch musste schließlich produziert werden und da brauchte das voluminöse Mutterschiff eine Menge Treibstoff. An Sport ist nach einer Kaiserschnittgeburt nicht zu denken. Wer schon einmal eine Bauch-OP hatte, weiß, dass man sich danach nicht einmal räuspern möchte und lieber stundenlang den Frosch im Hals streichelt, als diese Höllenqualen zu ertragen. Doch ganz gleich, welche Art der Geburt man hinter sich hat, Sport ist das „Unwort“ einer jeden frisch gebackenen Mutter – außer bei Promidamen mit Personal Coach.

Als ich nach meinem All-inclusive-Wellnessurlaub im stillfreundlichen Krankenhaus wieder zurück im trauten Heim war, erklärte mich Frau Bodenschlampe zur 118-Kilo-Muddi. Da hatte ich nun einiges vor mir. Dabei musste Muttermilch fließen und Sport war undenkbar. Während der Stillzeit abzunehmen, ist überdies nicht besonders ratsam. Die Giftstoffe im Fettgewebe werden gelöst und können mit der Muttermilch auf das Baby übertragen werden. Das möchte man seinem Bauchzwerg nicht zumuten.

Nun kam auch noch das schlechte Gewissen zum Speckmantel dazu. Nicht zu vergessen die Blicke der anderen. Nachdem der neue Erdenbürger wohlwollend bewundert worden war, fielen die Blicke auf mich. Ich meinte, in den Gesichtern lesen zu können: „Du bist aber noch ganz schön rund, um nicht zu sagen fett! Nun brauchst du nicht mehr für zwei essen, oder für drei.“ Einer der vielen Gründe, weshalb ich die obligatorischen „Baby-Anglotz-Besuche“ liebend gern ablehnte.

Ich kannte mich und wusste, ich würde es schaffen, wenigstens einen Großteil der mütterlichen Fettschürze zum Schmelzen zu bringen. Fünf Jahre zuvor hatte ich schon einmal viele Kilos abgespeckt. Doch dieses Mal wollte ich nicht allein den Speckberg bezwingen und stellte einen virtuellen Coach ein. Und zwar keinen Geringeren als Patric Heizmann. Er ist die beste Unterhaltung, seit es Ernährungsexperten gibt. Und wohlbekömmlich noch dazu. Der Ernährungsprofi und Fitnessfachmann serviert sein erntefrisches Wissen in mundgerechten Häppchen, garniert mit bissigem Humor und leicht verdaulicher Bildersprache. Im Januar 2017 brachte er ein Programm zum Abnehmen und Gesundbleiben auf den Markt: „Leichter als du denkst“. Kurz heißt es LADD und ist wie für mich gemacht. Doch es ist noch so viel mehr als nur Hunderte ausgepresster Fettzellen. Aber dazu komme ich noch.

Beginnen wir im Jahr 1977, als ich mich im Bauch meiner Mutti ausruhte und Patric in den Kindergarten ging.

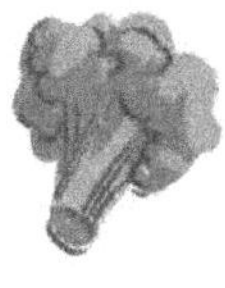

Pfambel
mollig in den Kinderschuhen

Im März 1977 ploppte ich als sensibler Fisch auf die Welt und ähnelte mehr einem Kugelfisch als einer dünnen Sardine. Aus den Erzählungen meiner Mutti weiß ich, wie alles begann. Zusätzlich gibt es Fotobeweise. Die Pausbäckchen, das wabbelige Bäuchlein, die dicken Beinchen in X-Form und der breite Popo – der Anfang meiner Flauschigkeit wurde im Mutterleib mit der Ernährungsweise „Essen für zwei" gemacht.

Meine Mutti war seit ihrer Pubertät bis zur Schwangerschaft mit mir auf Diät gewesen und hatte beharrlich auf ihre schlanke Linie geachtet. Die Schwangerschaft war ihr Freifahrtschein, endlich essen zu können, was sie wollte. Das galt auch für Zuckerbrötchen am Morgen. Dabei ertränkte sie mehrere Stück Würfelzucker im Kaffee und belegte mit den eingeweichten Kalorienbomben ein opulent gebuttertes Brötchen, oder auch zwei, gerne drei. Ich habe nicht mitgezählt. Mittags gab es ein deftiges Essen mit Nachschlag, danach ein Schläfchen. Abends verleibte sie uns dann – gemeinsam mit Vati – wieder eine warme Mahlzeit ein. Zwischendurch so manche Leckerei, denn durch die Schwangerschaft wurde sie sowieso runder, da konnte sie noch eine Schippe draufpacken, ohne ihr Gewissen unnötig zu belasten.

Das Ergebnis war – neben einer tiefenentspannten Kugelzeit – ein wohlgenährtes Baby von stolzen acht Pfund. Meine Augen konnte sie nicht gleich erkennen, da sie in Speckfalten gehüllt waren. Ich war ein flauschiger Wonneproppen. Vati nannte mich liebevoll „Pfambel". Was auch immer dieses Wort bedeutete, es beschrieb mich genau. Der Grundstein für ein pfundiges Leben war gelegt. Ein weiterer kam mit der kalorienreichen Milchnahrung für kleine Sozialisten in der DDR hinzu. Babyspeck ist an Babys noch süß. Ich schleppte ihn jedoch noch viele Jahre mit mir herum. Die Hoffnung meiner Familie, dass sich die süße Flauschigkeit mit den Jahren „verwachsen" würde, naschte ich zunichte. Ein gut genährtes Baby zu sein, heißt nicht zwingend, dass es so bleiben muss. Bei mir war es natürlich anders.

Als kleines Kind macht man sich noch keine Gedanken um sein Aussehen, Gewicht oder Spiegelbild, bis man es gesagt bekommt. Irgendwann glaubt man selbst, dass man mollig ist. Das ändert sich auch als Erwachsene nicht, denn wie man idealerweise zu sein hat, wird einem immer wieder deutlich gemacht. Durch Tabellen mit Normal- und Idealgewicht, den BMI (Body-Mass-Index) und dünne Vorbildfrauen im Fernsehen, auf Bühnen, auf Plakaten. Selbst im Radio kann man hören, wie dünn die Sängerinnen sind. Beim Klamottenkauf wird einem klar, dass Größe 40 das „Höchste der Gefühle" ist. Mehr darf es nicht sein. Ab Kleidergröße 42 kann man sich unter der Kategorie „Mode für Mollige" in Sack und Asche hüllen, da ändert auch so manche poppige Ulla nichts daran. Spätestens ab Kleidergröße 44 kann man mit dem Kaschieren der Prinzessinnenröllchen beginnen und lange Halsketten tragen, die strecken sollen. Dabei will man gar nicht größer sein, nur schlanker. Ich kenne diese Tricks alle, denn ich wurde in eine mollige und diäterfahrene Familie hineingeboren.

Meine Oma war die Meisterin in der Küche und auf ihrer Waage. Ihr köstlicher Pflaumenkuchen, dem ich so manches Pfund verdankte, war gigantisch lecker. Sie hat immer ein großes Blech gebacken, damit auch alle satt wurden. Ein Quark-Öl-Teig, dünner Boden und saftige Pflaumen aus dem Garten, die sich dicht an dicht reihten. Die Krönung waren die knusprigen Butterstreusel und Mandelsplitter obendrauf. Weder mein Opa noch ich hörten bei einem Stück auf, oder bei zwei, gerne auch drei.

Essen war von klein auf meine Leidenschaft. Ich konnte – wegen meiner großen Liebe zum Essen – immer viel vertilgen, auch wenn ich keinen Hunger hatte. Essen ist toll, wenn es lecker ist. Und das war es meistens, vom Essen in der Schule abgesehen. Aber auch das habe ich immer brav vernichtet. Seit ich denken konnte, ermahnte mich meine Mutti ständig, nicht so viel zu essen. Sie hatte immer Angst, dass ich dick bleiben könnte. Ihre Ermahnungen nutzten rein gar nichts. Im Gegenteil! In den Phasen der Auflehnung schmeckte es mir noch besser. So blieb ich erfolgreich ein molliges Pfambel – und bis zu meiner Pubertät war das auch völlig in Ordnung für mich. Dann begannen die Berg-und-Tal-Fahrten durch verschiedene Wunderdiäten. Mit manchen konnte ich für kurze Momente Erfolge feiern.

Meine Oma war selbst ein gebranntes Kind, was Diäten betraf. Ihr Pflaumenkuchen schmeckte ihr selbst am besten. Immer wenn ihre jüngere Schwester aus dem Westen ihren Besuch ankündigte, musste Oma eine Blitzdiät machen, um unbedingt schlanker als sie zu sein. Mit dem Spiel „Wer hat die schmalere Taille?“ vergnügten sich die beiden bereits ihr Leben lang. Dabei waren beide Taillen schon lange nicht mehr schmal.

In der DDR waren Südfrüchte, die bei einer Gewichtsreduktion hilfreich sein können, rar. Dafür war Alkohol in jeglicher Form nicht nur billig, sondern immer verfügbar. In den frühen 1980er-Jahren wog sich die Führungsriege der DDR noch in Sicherheit, dass ein sattes und beschwipstes Volk nicht aufständig werden würde. Auch hier starb die Hoffnung zuletzt – wie so häufig. Dank der vollen Schnapsregale im Konsum machte Oma die „Wodkadiät“, die auch mit Doppelkorn funktionierte. Den ersten Wodka gönnte sie sich bereits zum Frühstück, zusammen mit einem hart gekochten Ei. Mittags kippte sie den zweiten Schnaps hinterher, einen Doppelten. Dazu eine Bockwurst mit Senf. Der letzte Wodka des Tages war das Abendessen. Oma hätte auch noch einen Salat essen können. Das Dressing wäre ebenfalls mit Wodka zubereitet worden. Das war selbst ihr zu viel.

Während der zweiwöchigen Wodkadiät hatte ich eine lustige Großmutter. Im Alter von sechs Jahren beobachtete ich sie beim Aufhängen der nassen Wäsche im Garten. Diese Hausarbeit bereitete ihr während dieser Zeit einige Schwierigkeiten. Sie hatte große Mühe, die Wäscheklammern samt Laken an die Leine zu zwicken, und schwankte unbeholfen auf der Wiese herum. Wie sie den Rest des Tages meisterte, blieb ihr Geheimnis. Lustig war sie zu dieser Zeit jedenfalls und sie nahm auch etwas ab. Kurz nach der hochprozentigen Schnapskur und der Abreise ihrer Schwester – die immer schlanker als Oma gewesen ist – war sie allerdings runder als zuvor. Schuld daran waren die köstlichen Leckereien aus dem Westen, die sich im prall gefüllten Kofferraum meiner Großtante stapelten. Vielleicht hätte Oma sie vor dem Spiegel vernaschen sollen, nackig. Einen Spaß wäre es wert gewesen.

Einer der vielen Tipps gegen Heißhunger und unbändigen Appetit lautet, den begehrten Keks nackt und hüpfend vor einem großen Spiegel zu essen. Das Verlangen nach dem Zucker-Fett-Bömbchen lässt angeblich schlagartig nach, wenn man dabei seine Fettschürze Polka tanzen sieht. Das ist eine äußerst verstörende Vorstellung. In meinem Fall würde ich nicht einmal eine Reiswaffel nackt und hüpfend vor dem großen Spiegel essen.

Meine Mutti speckte ihre Schwangerschaftspfunde zügig wieder ab. Ich denke, dass da weniger Wodka im Spiel war, sondern mehr eiserne Disziplin. Vati hatte zu ihr gesagt: „Geld für neue Klamotten habe ich nicht, aber für ein Päckchen Zwieback reicht es." Sie aß wochenlang lediglich eine Scheibe Brot am Tag und ihr wurde immer mal wieder schwindlig. Ich kenne meine Mutti nur schlank. Für mich ein unerreichbares Vorbild. Ihre Disziplin ging leider in meiner Genmasse verloren.

Ich wusste bereits als Kind, dass weder Oma noch Mutti gesund abnahmen. Aber was ist schon gesund im Gegensatz zu schlank? Natürlich sollte man nicht vergessen, dass das Wissen über gesunde Ernährung und Sport zu der damaligen Zeit selbst noch in den Kinderschuhen steckte.

Ich liebte meine dick geschnittenen Kindergarten- und Schulbrote mit viel Butter unter der Leberwurst. An Fett wurde damals noch nicht gespart. Auch nicht im deftigen Essen von Oma. Nach der zweiten Portion sagte Opa häufig zu seiner molligen Köchin: „Du kochst zu gut. Wenn dein Essen nicht so lecker wäre, würde ich auch nicht so viel davon essen." Dabei streichelte er seinen wohlgeformten Bierbauch. Diesen weisen Satz habe ich mir natürlich gemerkt und notierte ihn auf meiner langen Liste mit Ausreden und Erklärungen, weshalb ich dick war. Oma war schuld! Ihre Bratkartoffeln mit Speck, ihre köstlichen Rühreier mit Speck, die mit Speck gefüllten Rouladen mit Klößen und ihr Pflaumenkuchen – ohne Speck, aber mit viel Öl und Butter. Mir schmeckte alles und mit einer Portion war ich selten zufrieden. Meine Oma freute sich über dieses Kompliment für ihre Kochkünste, denn Liebe geht nach einer langen Ehe immer noch durch den Magen und weniger durch die Laken. Vielleicht begünstigt das eine auch das andere. Ich war damals zu jung, um dieses Geheimnis zu lüften.

In meiner Kindheit und Jugend bestand meine Ernährung aus Brot und Brötchen mit Extrabutter und doppeltem Belag, Muttis Hausmannskost, Omas Kuchen, Schokolade, Gummibärchen und Cola. Gummibärchen liebte ich ganz besonders. Omas Schwester brachte mir bei ihren Besuchen immer viele Tüten mit goldenen Westbärchen mit. Die sozialistischen schmeckten nicht so gut, gegessen habe ich sie trotzdem.

Gemüse gab es bloß in homöopathischen Dosen. Daher war ich überzeugt, dass man von Gemüse nicht satt wird und es kein richtiges Essen ist. Vati mochte es auch nicht. Hin und wieder steckte Oma mir eine Flasche Cola zu, als wäre es etwas Besonderes. Die braune Brause durfte ich zu Hause nur selten trinken, da sie mich dick und frech machte. Das Verbotene ist für Kinder immer besonders interessant. Weshalb sich Oma wie eine Drogendealerin verhielt, wenn sie mir eine Flasche unter ihrer blumigen Schürze hervorholte, ist mir bis heute dennoch nicht klar. Das gleiche Szenario spielte sich beim Zuschieben des Taschengelds ab. Beides habe ich gerne genommen und schnellstmöglich vernichtet. Mein Taschengeld investierte ich in Softeis und überredete meinen Babyspeck damit, noch etwas länger zu bleiben.

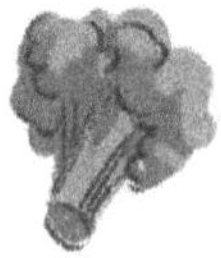

Pfambel macht Diääääät

Die bitterböse Erfahrung, dass ich weniger essen sollte und nicht essen durfte, was ich wollte, machte ich in der Grundschule. Meine Mutti sagte mir oft: „Musst du schon wieder essen?!“, „Muss *das* schon wieder sein?!“, „Iss nicht so viel!“ und „Du kannst *das* essen, aber halte mir später nicht vor, ich hätte dich nicht gewarnt!“ Die Worte einer verzweifelten Mutter zu ihrem verfressenen Kind. Ich habe *das* immer gegessen – ganz gleich, um was es gerade ging. Mir hat auch immer alles geschmeckt. Ich aß meistens vor dem Fernseher, in Seitenlage, Bauchlage oder im Schneidersitz. Das sollte man mal den Kindern von heute sagen, dass man auch mit drei schlecht empfangenen Fernsehsendern den ganzen Tag vor der Glotze verbringen konnte, ohne nebenbei am Smartphone oder Nintendo zu daddeln. Während meine Familie im riesigen Garten schuftete, damit der Kartoffelkeller reichlich gefüllt war, saß ihr Pfambel schmatzend vor der Flimmerkiste. Niemand schaffte es, mich davon wegzubekommen. Hin und wieder düste ich mit meinem Fahrrad in die Bäckerei – die mit der Eismaschine –, um mir ein Softeis zu holen. Das konnte auch dreimal am Tag sein. Zum Nachtisch gab es dann noch ein Stück Kuchen und ein Milchbrötchen – je nachdem, wie großzügig meine Taschengelddealerin gewesen war.

An die mahnenden Sätze meiner Mutti gewöhnte ich mich mit der Zeit. Die gingen ins linke Ohr rein und kamen unverrichteter Dinge aus dem rechten Ohr wieder heraus. Keine Frage, meine Mutti meinte es gut mit mir. Sie wollte nicht, dass ihr Pfambel eine dicke Frau wird. Diesen Leidensweg wollte sie mir von Herzen ersparen. Nicht jeder Wunsch einer Mutter geht in Erfüllung.

Meine Oma riet mir zur FdH-Diät, was so viel heißt wie „Friss die Hälfte!“ oder „Frust durch Hungern“, wie Patric Heizmann diese sinnfreie Diät treffend bezeichnet. Da ich das große Ganze nicht einschätzen konnte und in Mathe eine Niete war, stellte sich die FdH-Diät als keine gute Methode für mich heraus. Wie hätte ich meine drei Softeis halbieren sollen? Unmöglich! Mein Opa hatte für sich die Lösung gefunden und war mit seiner Diät ziemlich erfolgreich. Er verzichtete mehrere Wochen auf Bier und gönnte sich zum Abendbrot nur noch eine Scheibe Brot statt drei. Sein Bierbauch schmolz dahin, seine Brüste auch. Die bittere Hopfenbrause enthält nämlich eine ordentliche Menge an Phytoöstrogenen, die auch die männlichen Brüste wachsen lassen. Damit wäre das Geheimnis also auch gelüftet, weshalb Männer gerne Bier trinken. Doch diese „Anti-Bier-Diät" war leider nichts für mich. Eine Scheibe Brot am Abend wäre mir viel zu wenig gewesen und mein Bierkonsum hielt sich in der Grundschule stark in Grenzen.

Da stand ich nun mit meinen kleinen dicken Problemen. Die Wodkadiät erlaubte mir meine Mutti nicht, die FdH-Diät konnte ich wegen meinen mangelnden Mathekenntnissen nicht machen und Bier war auch nicht mein Problem. Wobei ich, im Nachhinein betrachtet, die größeren Brüste gerne mitgenommen hätte. Meine Mutti legte mir die 1.000-Kalorien-Diät nahe. Mir drohte dabei in Gedanken der Hungertod. Ich weiß nicht mehr genau, wie alt ich war. Da ich im Alter von elf Jahren das gleiche Gewicht wie meine Mutti auf die Waage brachte, muss es wohl zu dieser Zeit gewesen sein. Sie hielt ihr Idealgewicht seit Jahren – im Gegensatz zu mir. Ich war das adipöse Kind. Als sie hörte, dass mein Schulfreund mir den Spitznamen

„Dicke" gegeben hatte, war sie sehr traurig. Ich vermute, dass sie sich selbst den Schuh anzog, in dieser Beziehung versagt zu haben. Denn im Grunde haben Kinder von Geburt an ein natürliches Sättigungsgefühl, neben einem hohen Bewegungsdrang. Die Erwachsenen sind es, die ihnen das aberziehen. Das beginnt bereits im Babyalter mit vorgefertigten Fütterungsplänen, genau berechneten Trinkmengen und Gewichtskurven beim Kinderarzt.

Ein Baby zeigt sehr deutlich, wann es satt ist. Es dreht den Kopf zur Seite und schiebt die Zunge vor. Ich musste meine Flasche vermutlich immer leer trinken, damit ich gut gedeihe, auch wenn ich meiner Mutti noch so unhöflich die Zunge zeigte. Im Kleinkindalter muss kein Teller leer gegessen werden, damit die Sonne scheint. Noch ein Löffelchen für Opa, auch wenn der Hunger längst gestillt ist, übersättigt. Ebenso ist die Sucht nach Zucker angewöhnt. Kinder trinken auch ungesüßten Tee und werden ohne süße Säfte groß, wenn sie es nicht anders kennen. Mein Kindertellerchen war immer leer, geregnet hat es trotzdem. Ich habe nicht nur für Opa gegessen, sondern für die ganze Familie – auch den Teil im Westen – und süße Säfte fand ich besonders lecker. Obst ersetzte ich durch Gummibärchen und Schokolade.

Es war nun an der Zeit, die kulinarischen Sünden meiner Kindheit geradezubiegen. Ich war nicht nur das dickste Mädchen in meiner Klasse, sondern in der ganzen Schule und musste mir eingestehen, dass mein Spitzname seine Berechtigung hatte.

Ich probierte mit Muttis Hilfe meine erste Diät aus. Bei der 1.000-Kalorien-Diät kann man täglich alles essen und so viel man will, bis die magische 1.000-Kalorien-Grenze erreicht ist. Dann ist Schluss. Das klingt sehr einfach, ist es auch. Der Vorteil dieser Methode könnte sein, dass man nach einigen Wochen die Kalorienzahl eines jeden Lebensmittels weiß. Heutzutage gibt es dafür diverse Apps für die großen Handys. Damals hatte ich meinen Kalorien-Notizblock stets bei mir. Er war mir wichtiger als mein Hausaufgabenheft. Plötzlich prangten neben meinen Lieblingsspeisen Zahlen. Ein Brötchen lieferte 251 Kalorien, mit Butter und Leberwurst doppelt so viel. Ein Apfel brachte 54 Kalorien mit, ein Gummibärchen 8 Kalorien und 100 Gramm Spaghetti ergaben 162 Kalorien. Was waren schon 100 Gramm von diesen langen Nudeln aus Italien? Nüschd! Die Tomatensoße, die in Butter gebratene Jagdwurst und die Masse an geriebenem Käse waren da noch gar nicht eingerechnet. Dieses klassische DDR-Rezept war viele Jahre meine absolute Lieblingsspeise. Bei dieser italienischen Verführung mit ostalgischem Einschlag hatte ich schwer zu kämpfen, dass ich nicht schon mit einer Mahlzeit - ohne Nachschlag - die magische 1.000-Kalorien-Grenze knackte. Ich hätte zwei, besser drei Diäten gleichzeitig machen müssen, weil ich von einer allein nicht satt wurde. Außerdem wollte ich so viele Zahlen in meinem Leben gar nicht haben. Durch den leidigen Mathematikunterricht wurde ich bereits genug von ihnen belästigt. Noch mehr von diesen Dingern waren für mich nicht zu ertragen.

Ich musste das ganze Essen auf der Küchenwaage abwiegen. Noch mehr Zahlen in meinem jungen Leben! Das ständige Berechnen der täglichen Kalorienmenge - zusätzlich zu dem Druck, den Frau Bodenschlampe mir machte - führte zu Stress. Zu viel davon begünstigt die Ausschüttung des Stresshormons Cortisol. Das kann die Abnahme behindern und fördert das gefährliche innere Bauchfett. Das kannte ich von Opa und seinem Bierbauch, der sich kurz nach dem Ende seiner Anti-Bier-Diäten wieder ausdehnte.

Die 1.000-Kalorien-Diät erschien mir bereits damals unlogisch. Der Sinn dahinter soll vermutlich sein, dass jeder mit dieser begrenzten Kalorienzufuhr unter seinem Gesamtumsatz bleibt und dies unweigerlich zu einer Gewichtsabnahme führen muss. Der Gesamtumsatz setzt sich aus dem

Grund- und dem Leistungsumsatz zusammen. Der Grundumsatz ist die benötigte Energie, die man in völliger Ruhe verbraucht, abhängig von der Körpergröße, dem Gewicht, dem Muskelanteil, Alter und Geschlecht. Ich dickes elfjähriges Pfambel verbrauchte im Modus der völligen Ruhe – vor der Glotze – weniger Kalorien als mein großer, muskulöser und bierbäuchiger Opa. Der Unterschied wird beim Blick auf den Leistungsumsatz noch deutlicher. Dieser steht für die verbrauchte Energie bei alltäglicher Bewegung und Sport. Opa arbeitete körperlich schwer und in seiner Freizeit schuftete er im Garten, bis die Sonne unterging. Ich hingegen hockte entspannt in der Schule und nachmittags vor dem Fernseher. Demzufolge hatte mein Opa einen deutlich höheren Gesamtumsatz als ich. Er hätte mit der 1.000-Kalorien-Diät viel schneller abgenommen. Das Bier wäre wiederum ein Problem gewesen, denn eine Flasche hat um die 200 Kalorien, inklusive männlichen Brustansatzes. Ich wollte meinem Opa auch nicht sagen müssen, dass mehrere Flaschen Bier am Tag seine Tagesbilanz sprengen, denn trotz seinem aktiven Alltag war er viel zu dick.

Der Vergleich zwischen einem Mädchen und einem Mann jenseits der 60 war extrem. Daher verglich ich mich mit meinem gleichaltrigen Schulfreund, der mir meinen bösen Spitznamen verpasst hatte.

Er war dünn. Gegessen hat er immer gut, auch genascht, aber er war ständig in Bewegung. Ich sah ihn oft Fahrrad fahren, Fußball spielen und rumtoben. Er hatte, da er geschätzte 15 Kilo weniger wog als ich, einen geringeren Grundumsatz, aber durch die ständige Bewegung und den vielen Sport einen deutlich höheren Leistungsumsatz. Im Sportunterricht, der für mich meistens peinlich endete, hechtete dieses sportliche Leichtgewicht die Kletterstange hoch wie ein Äffchen. Ich hingegen blieb unten hängen wie ein nasser Sack. Ich hatte einfach keine Kraft, mich hochzuziehen. Vielleicht war ich auch schier zu schwer. Eine Mischung aus beidem wird wohl die Erklärung gewesen sein.

Aus schlanken Kindern können flauschige Erwachsene werden. Meinem Schulfreund erging es ähnlich und ich vermute, dass er heute eher biertrinkend Fußballspiele anschaut, anstatt selbst zu kicken. Dennoch machte er es in unserer Kindheit richtig. Durch den Sport trainierte er seine Muskeln, die man deutlich sehen konnte, während meine unter einer Schicht kindlicher Flauschigkeit vergraben waren. In den Muskeln befinden sich unsere Kraftwerke, die Mitochondrien. Je mehr Muskelmasse vorhanden ist, desto mehr Kalorien werden verbrannt – auch im Ruhemodus. Muskeln haben also einen direkten Einfluss auf unseren

Grund- und Leistungsumsatz. Sport hätte bereits damals meine Lösung sein können, zusammen mit deutlich weniger Fernsehen und mehr Bewegung im Alltag.

Eine Kalorienbegrenzung kann schon Erwachsene ordentlich stressen und ist definitiv nichts für Kinder. Rückblickend hätte ich mich weniger auf die Kalorienzahl der gebutterten Leberwurstbrote und Spaghetti unter dem Berg von Käse konzentrieren, sondern einmal Gemüse und Obst berechnen sollen. Schnell wäre mir aufgefallen, dass 1.000 Kalorien in Form von Gemüse ein gigantischer Haufen sind. Eine Salatgurke etwa liefert zarte 50 Kalorien, ebenso wie zwei große Tomaten, ein Kopfsalat kommt mit nur 85 Kalorien aus und eine Kartoffel schafft es auf knappe 70 Kalorien. Das alles baute meine Familie in unserem Garten selbst an. Ich dachte in meinem jugendlichen Leichtsinn, dass sie dies aus purer Belustigung tat. Interessant wird die Berechnung der Kalorien bei Omas köstlichem Pflaumenkuchen mit den knusprigen Butterstreuseln. Ein Stück hatte mindestens 250 Kalorien. Die Pflaumen waren nicht schuld, denn sie haben nur 20 Kalorien pro Stück. Ich hätte öfters auf unseren großen Pflaumenbaum klettern und Pflaumen pflücken sollen. Hin und wieder eine genascht wäre in keinem Kalorieninferno geendet und wer weiß, vielleicht wäre ich dann doch irgendwann die Kletterstange in der Turnhalle hochgekommen – vor meinem Schulfreund.

Ich weiß nicht mehr, wie lange ich die 1.000-Kalorien-Diät durchhielt. Es werden mehrere Wochen gewesen sein und ich hatte etwas an Gewicht verloren. Dabei blieb es nicht, denn nach der Beendigung des Zählens einer jeden Kalorie und dem Rückfall in die alten Gewohnheiten nahm ich wieder zu. Meine Mutti redete vom Jo-Jo-Effekt. Ich erkannte, dass man eine solche Diät vermutlich ein Leben lang halten muss, denn sonst lohnt sich diese Anstrengung nicht.

Nach der Diät ist vor der Diät. Das gilt auch für die Stimmung. Diese Diät bereitete mir täglich schlechte Laune. Ich musste bereits am Vormittag feststellen, dass ich für den Rest des Tages nur noch Wasser trinken durfte, da mein Kalorienkontingent des Tages mit dem Frühstück und dem Pausenbrot bereits ausgeschöpft war. Tschüss Mittagessen, tschüss Nachmittagssnack, tschüss Abendessen, tschüss Knabberkram vor dem Fernseher! Mit so viel Verzicht konnte und wollte ich nicht leben. Meine Mutti war in dieser Beziehung ganz anders und konnte sehr hart zu sich sein. Sie aß abends einfach nichts mehr. Ich hingegen aß zu gern und wollte mir nie eine Mahlzeit entgehen lassen. Das musste an den Genen meines Vatis liegen. Wir beide gingen nie hungrig ins Bett. Ich brauchte demnach genetisch bedingt eine Diätform, bei der ich mich satt essen konnte, ohne noch mehr Zahlen in mein Leben zu lassen, die mich nur belasteten.

Aus heutiger Sicht sind Zähldiäten nicht meine Lösung. Daran hat sich knappe 30 Jahre später nichts geändert. Es ist freilich sinnvoll, den Leistungsumsatz zu berechnen. Dafür kann man einen Rechner im Internet bemühen. Wobei dies nur Richtwerte sind. Der Kalorienbedarf schwankt jeden Tag, da er von vielen Faktoren abhängt, wie zum Beispiel von der Bewegung im Alltag, von Sport und der Körpertemperatur. Dennoch halte ich es für besser, eine Zeit lang seine Lebensmittel zu berechnen, um die kleinen und großen Sünden zu erkennen. Allerdings auch, um zu sehen, an welchen Lebensmitteln man sich satt essen kann, ohne sein tägliches Kontingent zu sprengen. Interessant und entscheidend ist die Verteilung der Nährstoffe eines Lebensmittels. Doch die Bedeutung von Eiweiß, Fetten und Kohlenhydraten lernte ich erst viel später zu schätzen.

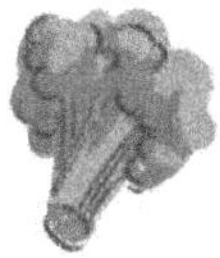

Pfambel wird krank

Frau Bodenschlampe bescheinigte mir im Alter von zwölf Jahren fette 72 Kilo. Ich wog nun sieben Kilo mehr als meine Mutti! Das war ein Schock. Dieses hohe Gewicht in so jungen Jahren war für mich mehr als peinlich. Es belastete mich sehr und weil das noch nicht genug war, wurde ich von meinen Mitschülern aus den höheren Klassen gnadenlos gehänselt. Mein Spitzname „Dicke“ war nun in aller Munde, auch außerhalb meiner Klasse. Dabei war es nur ehrlich. Keiner meinte es wirklich böse mit mir. Trotz meiner Körperfülle war ich bei meinen Schulfreunden sehr beliebt. Die „Dicke“, der Klassenclown, die immer einen lustigen Spruch auf den Lippen hatte, zu jeder Schandtat bereit war und sehr frech zu den Lehrern sein konnte. Auflehnung für Anerkennung. Als mich mein Sportlehrer bei einem Wettlauf anfeuern wollte, rutschte ihm mein Spitzname heraus. Die ganze Klasse lachte, ich auch. Ich zeigte nie, wie sehr es mich störte, von allen „Dicke“ genannt zu werden. Ich wollte meine Beliebtheit beibehalten. Ein großer Fehler! Kinder können gemein sein. Sportlehrer auch.

Meinem späteren Coach Patric ist es ähnlich ergangen. Er rutschte nach dem Wechsel von der Grundschule in die Nachfolgeschule in der Hierarchie nach unten, wie er es beschreibt. Patric machte damals alles richtig, um anerkannt zu werden, denn durch seine guten Leistungen im Sport verschaffte er sich den nötigen Respekt. Im Gegensatz zu ihm aß ich, um den Frust loszuwerden und um die Leere zu füllen. Doch nach dieser schallenden Ohrfeige meines Sportlehrers linderte ich meine Traurigkeit nicht mehr nur mit Schokolade und Gummibärchen, sondern entdeckte *die* Diätrevolution, wie ich dachte: Essen, bis ich breche.

Das Frühstück ließ ich ausfallen. Ich hatte morgens keinen Hunger. Der kam erst später am Tag. In der Schule aß ich immer eine Banane. Die politische Wende hatte endlich die Südfrüchte in die ehemalige russische Besatzungszone gebracht. Nach dem Unterricht hatte ich Heißhunger und verschlang alles, was mir in die Hände fiel. Mit meinen zwölf Jahren konnte ich nicht wirklich kochen, doch für meine Lieblingsspeisen reichten meine Vorkenntnisse in der Küche aus. Spaghetti, Rühreier, Pudding und Pfannkuchen bereitete ich mir fast täglich zu und schob Cornflakes, Joghurt, Eis, Schokolade und Gummibärchen in rauen Mengen nach - bis ich alles wieder gehen ließ. Mein Magen konnte mit der Zeit faszinierende Mengen erfassen. Damals dachte ich, das wäre meine geniale Lösung für meine Gewichtsprobleme: alles, was ich wollte, in großen Mengen essen zu können und trotzdem schnell und einfach abzunehmen. Ich wusste nicht, dass es eine gefährliche Essstörung war, die einen Namen hat - Bulimia nervosa (Ess-Brech-Sucht) - und die einen kaputt machen kann.

Zufällig erfuhr ich in einem Fernsehbericht, dass viele junge Mädchen und Frauen - aber auch Männer - davon betroffen sind. Dort hieß es, eine Bulimie sei keineswegs eine alternative Form der Diät, sondern eine psychische Störung. Die Phasen der absoluten Kontrolle enden nach einem Fressanfall (Binge Eating) im Kontrollverlust. Das Gefühl der Erleichterung nach dem Brechanfall war befriedigend und ich musste mich nicht mit einem schlechten Gewissen herumschlagen. Oder mit der Angst, dass ich wieder einmal zu viel gegessen hatte und die neue Hose in Damengröße bald kneifen würde.

Es war eine heimliche Krankheit. Da ich keine unkontrollierten Fressattacken hatte, sondern alle genau geplant waren – nämlich in der Zeit, während meine Eltern nicht zu Hause waren –, blieb sie unentdeckt. Ich räumte danach penibel die Küche auf und putzte die Toilette, von Montag bis Freitag. Abends konnte ich mich mit nur einer Scheibe Brot begnügen und am Wochenende beherrschte ich mich und kam ohne Nachschlag und ohne Süßigkeiten aus.

Als der Moderator im Fernsehen über die Folgen der Bulimie zu sprechen begann, schaltete ich um. Ich wollte es gar nicht wissen. Zu diesem Zeitpunkt war es mir wichtiger, schlank zu sein als gesund. Meine Mutti wunderte sich oft, dass Kühlschrank und Vorratskammer immer wieder leer gefuttert waren und ihr Pfambel trotzdem immer dünner wurde. Ich brach mich von 72 auf 57 Kilo runter – bis ich 17 Jahre alt war. Zu dieser Zeit ging ich auch regelmäßig ins Fitnessstudio trainieren und mehrmals in der Woche joggen. Der Sport war meine Erklärung für die knackige Figur trotz den ständigen Kalorieninfernos.

Ich sah mich damals als viel zu dick an und hatte ein völlig verzerrtes Bild von meinem Körper. Dabei führte ich mehrmals täglich Gespräche mit Frau Bodenschlampe. Vor dem Fressanfall und nach dem Brechen, denn kein Gramm zu viel durfte übrig bleiben. Ansonsten spülte ich meinen Magen einmal mit Wasser durch und nahm Abführmittel ein. Es gab immer wieder Phasen, in denen ich das nicht mehr wollte. Mein Wunsch war nach wie vor, „normal" essen zu können und dabei schlank zu sein. Essen sollte nur der Nahrungsaufnahme dienen. Dabei durfte es schmecken, jedoch nicht mehr, um eine Leere zu füllen, eine Belohnung zu sein, Frust zu unterdrücken – einfach „normal" essen. Ich konnte das nicht. In meiner Welt drehte sich alles ums Essen, um Gewicht und um das Schlanksein. Dabei gibt es für junge Mädchen so viele schöne Dinge zu entdecken. Diese prägende und wichtige Phase im Leben habe ich die Toilette hinuntergespült.

Meine Haare färbte ich mir rebellisch rot und bekam endlich einen neuen Spitznamen: „Wilde Hilde". Besonders schön war der auch nicht, aber der alte passte nicht mehr zu mir. Nun war ich, das Pfambel, ess- und brechsüchtig, wiege- und sportsüchtig. Nebenbei schrieb ich mein Abitur, machte den Motorrad- und Autoführerschein und heulte meiner ersten Jugendliebe hinterher. Ich trauerte um meinen Opa, der seine lang ersehnte Rente nur kurz genießen konnte – Krebs. Um meinen Vati stand es ebenfalls sehr schlecht – Krebs. Meine Familie war am Boden zerstört, meine Oma nur noch ein Wrack. Keine schöne Zeit. Psychisch war ich sehr belastet und körperlich am Ende. Dauerschlapp, müde, hungrig und stets genervt. Meine Regel blieb wegen dem Nährstoffmangel aus und ich war ein extremes Pubertier. Meine Mutti tut mir heute noch leid, wenn ich an diese schweren Jahre zurückdenke. Es wurde nicht besser. Mein Vati verstarb im Alter von 42 Jahren. Krebs ist ein Arschloch! Sensibler kann ich es nicht ausdrücken.

Diese Zeit war die Hochphase meiner Bulimie-Erkrankung. Ich musste viel Leere füllen. Aus heutiger Sicht hätte ich dringend psychologische Hilfe gebraucht, doch in meiner Familie war jeder so mit sich selbst und seiner Trauer beschäftigt, dass ich nicht zur Last fallen wollte. Ich wollte nicht noch mehr Kummer bereiten. Außerdem schämte ich mich wegen der Bulimie. Es wäre damals undenkbar für mich gewesen, mich irgendeinem – ob geliebten oder fremden – Menschen anzuvertrauen. Ich wurde depressiv und es ging so weit, dass es mir irgendwann gleichgültig war, wie ich aussah. Die Fressanfälle hatte ich weiterhin – die Leere musste gefüllt werden –, doch das Erbrechen ließ ich nach und nach sein. Es widerte mich immer mehr an. Ich widerte mich an. Ich war so gebrochen, dass ich mir meinen alten Schutzpanzer wieder zulegte. Es kam auch immer wieder der Gedanke hoch, dass man eine Reserve braucht, falls der Krebs zuschlägt. Mein Opa und mein Vati – beides kräftige und gestandene Männer – waren wenige Wochen nach der Todesdiagnose nur noch ein Häufchen Elend und ausgemergelt gewesen. Ich hatte den Verfall und den Todeskampf gesehen und wollte nicht mehr krank sein. Es lag in meiner Verantwortung, gesund zu werden und mir nicht weiter zu schaden.

Zu meiner Abiturfeier war ich wieder das rundliche Pfambel. Im Endeffekt gut, denn endlich hatte ich mehr Zeit in die Schule investiert, anstatt nach den langen Fressorgien die Küche und die Toilette zu putzen. Geschätzt hatte ich täglich zwei bis drei Stunden mehr Zeit für die verhassten Kurvendiskussionen in Mathematik. Meine Kurven wurden mir vorübergehend egal.

Selbst mit Abitur standen die Chancen im Jahr 1995 schlecht, eine Ausbildungsstelle in den neuen Bundesländern zu bekommen. Zu einem Studium konnte ich mich nicht aufraffen und ich wusste auch nicht, welchem Fachgebiet ich mich die nächsten Jahre hätte widmen sollen. Ich hatte absolut keinen Plan, wie es mit mir weitergehen sollte. Mutti sagte zu mir im Spaß, dass man im „horizontalen Gewerbe“ und im Gastgewerbe immer eine Arbeit bekäme. Letzteres war eine Überlegung wert. „Ganz oder gar nicht“ war immer mein Motto. Ich wollte in keine unbedeutende Schnitzelklitsche, in der ich vermutlich nicht einmal den Unterschied zwischen Zander und Seelachs erklärt bekommen würde. Ich suchte mir für meine Ausbildung zur Hotelfachfrau eines der besten Häuser im Süden von Deutschland aus – mit vielen Sternen über der verchromten Eingangstür. Damals dachte ich, dass ich mit meinen 18 Jahren schon einiges erlebt hatte, und trat mit abiturgeschwellter Brust meine „Armee-Drill-Zeit" an.

Ich weiß bis heute nicht, ob es ein Fehler war. Meine Ausbildung in der gehobenen Sternegastronomie war auf jeden Fall mehr als frustrierend. Meine Chefin konnte „Leute aus dem Osten" nicht ausstehen und ließ mich das immer wieder spüren. Ich war nicht der einzige „Ossi". Es muss einen guten Grund gehabt haben, weshalb wir im Luxushotel so zahlreich vertreten waren. Meinen tiefsten erzgebirgischen Dialekt konnte sie auch nicht verstehen – kaum einer konnte das. Heute weiß ich, warum. Sächsisch zu sprechen ist schön, Erzgebirgisch zu sprechen mindestens drei Nummern härter. Es dauerte seine Zeit, bis ich Hochdeutsch sprechen konnte. So lange verweilte ich im Keller bei den Ratten, sprich in der Spülküche und in der Wäscherei. Die ersten drei Monate meiner Ausbildung verbrachte ich bei den „Putzperlen". Die meisten von ihnen kamen aus Russland. Wir verstanden uns! Der ehemalige Ostblock hielt die Schickimickibude geschlossen sauber.

Ich leistete mir peinliche Momente im Sternebunker. Gleich zu Beginn meiner Knechtschaft sollte ich dem Pagen helfen, die überteuerten Koffer der Gäste in die Suite zu tragen. Diese marmorierte Räumlichkeit im Laura-Ashley-Stil kostete pro Nacht mehr, als ich in zwei Monaten verdiente. Im goldenen Westen wurde ich anfangs nur an Erfahrungen reicher. Der Page machte eine Ausbildung zum Restaurantfachmann, doch bevor man ihn an die teuren Teller und Gläser ließ, musste er Koffer schleppen lernen. Wir fragten uns beide, weshalb wir uns durchs Abitur gequält hatten. Am Tag der Anreisewelle im Hotel freute er sich über die Hilfe seiner kräftigen Kollegin – damit meine ich mich. Die Gäste reisten im Porsche an. Solche Autos kannte ich aus dem Fernsehen. Ich versuchte krampfhaft, den Kofferraumdeckel zu öffnen, um die schicken Echtledertaschen ausladen zu können. Der Gast lachte und ich grinste verlegen vor dem vermeintlichen Kofferraum. Plötzlich bemerkte ich meinen Kollegen, der die Taschen und Koffer samt Beautycase aus der Motorhaube heraushievte. Ich verstand die Welt nicht mehr. Beim Trabbi, Wartburg und Lada war der Kofferraum immer hinten! Das war nie anders. Die peinliche Geschichte hat mich die ganze Ausbildung hindurch begleitet.

Die Arbeit im Sternehotel war hart, der Ton sehr streng und ich tröstete mich oft mit einem Topf Spaghetti, den ich allein wegputzte – die ganzen 500 Gramm, gekocht ein bisschen mehr. Laut der Mengenangabe auf der Verpackung war ich eine vierköpfige Familie. Ich nahm das so hin. Der Frustspeck kam zur allgemeinen Flauschigkeit hinzu. In dieser Zeit wurde ich richtig dick. In Kilos kann ich es nicht sagen. Zwischen 90 und 100 müssen es gewesen sein. Damals herrschte Eiszeit zwischen Frau Bodenschlampe und mir, aber ich war froh, dass die Beziehung mit Madame Bulimie beendet war. Dennoch war das kein Grund, glücklich zu sein.

Bis zum Ende meiner Ausbildung wurde ich immer dicker. Das lag sicherlich auch an dem freundlichen Pizzalieferanten. Es waren drei Jahre pures Frustessen, Essen zur Belohnung für viel zu lange Arbeitstage, Essen wegen harter Arbeit und einer biestigen Chefin und Essen, um mir etwas Gutes zu tun. Ich wünschte, dass ich damals den weisen Satz von Patric Heizmann gekannt hätte: „Wenn Hunger nicht das Problem ist, kann Essen nicht die Lösung sein." Der Mann hat so recht und ich frage mich, woher er mich so gut kennt. Er war mit seiner Ausbildung zum Fernseh- und Radiotechniker auch nicht glücklich. Doch während ich meinen Frustspeck fütterte, hat er seinen Frust mit Sport besiegt und in jeder langen Mittagspause die Buchhandlung gestürmt, um seinen Wissenshunger nach Ernährung und Sport zu stillen.

Den Großteil meiner Ausbildung verbrachte ich in der Küche, denn dort musste meine Chefin das freche Pfambel aus dem Osten nicht ertragen – und zwischen den heißen Pfannen gefiel es mir sehr gut. Ich liebte meinen Küchenchef, denn sein Bauch und seine ehrliche Art erinnerten mich an meinen Opa. Der Ton in der Sterneküche, der „Nouvelle Cuisine“, war schroff und laut. Damit hatte ich kein Problem, sondern entdeckte meine Liebe zum Kochen und war mit voller Begeisterung dabei. Das war eine ganz andere Welt und hatte nichts mit der Hausmannskost von Oma und Mutti zu tun. Kleine Portionshäppchen wurden auf übergroße Teller drapiert und mit Soßentupfen aus der Spritzflasche garniert. Essen war ab sofort Genuss und hatte nichts mit Sättigungsgefühl zu tun. Ich lernte sehr viel und war fasziniert von der Welt der überteuerten kulinarischen Essenskleckse. Bis dahin hatte ich keinen blassen Schimmer gehabt, was eine Jakobsmuschel ist, wie man einen Hummer zubereitet oder weshalb der Gugelhupf aus Gänsestopfleber im Grunde Tierquälerei ist und weit weg von einer Delikatesse. Ich fühlte mich in meiner Kochkleidung pudelwohl und war froh, die weiße Bluse mit dem übergroßen schwarzen Rock nicht mehr tragen zu müssen. Meine Kollegen waren überwiegend Männer und ich bemerkte schnell, dass ich mit ihnen viel besser arbeiten konnte als mit Frauen. Wenn es einmal ein Problem gab, knallte man kurz aneinander und nach dem gemeinsamen Feierabendbier war alles vergessen. Frauen vergessen nie! Viele Monate später bekommt man alles wieder aufs Butterbrot geschmiert. Das war mir zu anstrengend.

Wenn das Restaurant gut besucht und das Servicepersonal zu langsam unterwegs war, fielen derbe Schimpfwörter. In dieser Branche durfte man weder zimperlich sein noch einen Betriebsrat gründen. Einmal bückte ich mich über den Mülleimer, um mein großes Schneidebrett von Zwiebelschalen zu säubern, als die komplette männliche Küchenbrigade wie aus einem Mund rief: „Bleib so!" In solchen Momenten durfte man kein Mädchen sein. War ich auch nicht.

Für kurze oder lange Liebesbeziehungen fehlten mir die Zeit und die Möglichkeiten. Dafür waren die Arbeitszeiten zu lang und die Arbeit zu anstrengend. Freizeit hieß Schlafen und Biertrinken mit den Kochkollegen. Einige von ihnen sind heute erfolgreiche, abgehobene Spitzenköche, manche sind „auf dem Teppich" geblieben.

Hin und wieder zerrte mich meine Chefin in der Mittagszeit aus der Küche und befahl mir, ihr verwöhntes Töchterchen aus der Waldorfschule abzuholen. Diese Fahrten zur Schule und zurück übernahmen grundsätzlich wir Knechte. Das war der inoffizielle Teil der Ausbildung. Das gefiel weder meinem Küchenchef noch mir, denn es waren wertvolle zwei Stunden, in denen ich nichts lernen konnte. Allerdings begriff ich nun, was man in der Kindererziehung alles falsch machen konnte. Die Kleine war ein beginnendes Pubertier und völlig respektlos, vor allem gegenüber ihrer Mutter. Anstatt erzieherisch einzugreifen, tätschelte sie ihr das Trotzköpfchen. Ich hätte sie gern während der Saison im Sommer in der Küche gedrillt – wenn ich gekonnt hätte –, doch das waren selbst meinem erfahrenen Küchenchef zu viel Zickigkeit und Arroganz. Von ihrem Vater, dem Hoteldirektor und einem Star unter den Spitzengastronomen, wurde sie über alles geliebt und noch weniger erzogen. In dieser Zeit wurde mir klar, dass Erziehung nichts mit Verwöhnen zu tun hat.

Im Leben sind alles nur Phasen und auch die schlechten gehen vorüber, sogar meine Ausbildung. Meine Chefin war heilfroh, dass sie mich los war. Sie hatte vollkommen recht, als sie einmal zu mir sagte, dass ich nicht zum Dienen gemacht sei, denn wir Ossis hätten damit generell ein Problem.

Ich bin der Meinung, dass Geld den wahren Charakter der Menschen zeigt. Doch spätestens im Thronsaal sind wir alle gleich.

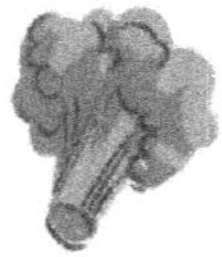

Pfambel geht joggen

Der Drill der letzten drei Jahre war genug. Zeit für einen Tapetenwechsel. Zeit für die große Stadt. Ich startete meinen ersten Tag in einem Hotel in Stuttgart mit Arbeitskleidung in Kleidergröße 46/48. Wo sollte das noch hinführen? Angeblich wird man mit zunehmendem Alter immer runder und flauschiger, weil der Stoffwechsel einschläft. Demzufolge war ich bereits steinalt und mein Stoffwechsel im Winterschlaf – mit 21 Jahren. Irgendwie musste ich ihn wach küssen und dringend wieder abnehmen. Sport sollte die Lösung sein. Ich fand das perfekte Fleckchen Erde, um meine Joggingkarriere zu starten: die Stuttgarter Bärenseen. Drei kleine, idyllische Seen mitten im Wald.

Ich war mutig, mit 100 Kilo Schwungmasse und Laufschuhen aus dem Discounter joggen zu gehen.

Der Wille siegte über die Vernunft. Sinnvoller wären Walkingrunden in gut angepassten Laufschuhen gewesen, um die Gelenke nicht zu sehr zu belasten. In meinem jugendlichen Leichtsinn dachte ich, dass Nordic Walking ein Oma-Sport wäre und die Stöckchen lediglich zum Schneckenaufspießen dienten. Meine billigen Schühchen bescherten mir wochenlang viele Blasen an den Füßen. Ein Besuch im Sportgeschäft wäre ratsam gewesen, doch allein der Gedanke war mir peinlich. Ich wuchtiges 100-Kilo-Mädchen stampfe in ein Sportgeschäft in Stuttgart, in dem leckere, durchtrainierte Jungs in meinem Alter arbeiten, die in ihrer Freizeit Sport machen und auch so aussehen. Also blieb ich bei den steifen Laufschuhen vom Discounter, ohne weiche Sohlen, die jeden Schritt dämpfen. Unwissend, aber voll eisernem Willen stapfte ich los mit meinen Billigschuhen und der ausgebeulten Jogginghose, die ich bisher nur auf dem Sofa getragen hatte. Auch ohne Sport trug ich ständig Jogginghosen – wegen dem Gummibund. Der wächst immer mit und verzeiht jede nächtliche Spaghettiparty. Jedes Mädchen hat eine, auch die dünnen. Nicht sexy, aber bequem.

Die ersten Joggingschritte gelangen mir noch gut, bis es in meinen Beinen ziepte und ich keine Luft mehr bekam. Ich schnaufte und pustete. Schön war das nicht. Doch irgendwie rollte ich voran – vorbei an Spaziergängern mit ihren Hunden, die mich schnell wieder einholten. Mit viel Optimismus hatte ich die Hälfte eines Sees geschafft. Großzügig geschätzt war es ein Kilometer gewesen – ein Anfang.

Völlig erschöpft kam ich am Auto an und tankte eine große Flasche Apfelsaftschorle, *das* Sportgetränk voller wichtiger Mineralien – und Zucker. Die wenigen Kalorien, die ich bei meinem persönlichen Halbmarathon verbrutzelt hatte, pumpte ich mit dem apfeligen Zuckerwasser wieder rein. Das wurde mir erst Jahre später klar.

Nach so einer anstrengenden Sporteinheit musste eine ausgiebige Dusche folgen, natürlich mit Sportduschgel, das die Durchblutung fördert. Danach wusste ich, das ist nur was für Männer. Das Brennen im Schritt hielt noch einige Zeit an. Langsam kam ich zu der Erkenntnis, dass dieser Sport nichts für dicke Menschen sein konnte. Am nächsten Tag hatte ich ein böses Muskelkätzchen. Aufgeben war jedoch keine Option, denn irgendwie fühlte ich mich gut nach meinem sportlichen Einsatz – vor allem im Kopf. Ich fuhr jeden zweiten Tag zu den Bärenseen und versuchte, mich nicht von Spaziergängern in Omas Alter überholen zu lassen. Ich war die Erste in meiner Familie, die so sportlich war. Das machte mich stolz.

Dieses knallharte Sportprogramm zog ich eisern durch. Ich merkte, dass es nicht so klug war, schnell zu rennen, sondern besser etwas gemütlicher, passend zu meiner Figur. Ich trug häufig ein weißes T-Shirt, auf dem ein großes rotes Stoppschild aufgedruckt war, als Warnung für entgegenkommende Jogger und Spaziergänger. Ich war im Geiste bereit für den Marathon. Irgendwann konnte ich um den mittleren See herumlaufen – ohne Geh-Verschnauf-Atemnot-Pause! Ich war stolz, doch die Gewichtsabnahme ging mir nicht schnell genug. Ich versuchte, weniger als sonst zu essen. Allerdings war das lächerlich bei einer Ex-Bulimia. Ich verspürte schon lange kein Sättigungsgefühl mehr, dank den 5.000-Kalorien-Fressorgien, und ich wusste immer noch nicht, wie man sich richtig ernährt.

Ich wohnte zu dieser Zeit im Personaltrakt des Hotels und wurde mit dem Personalessen weiter gemästet. Morgens Brötchen mit Wurst, Käse und Nutella, mittags deftiges Essen mit reichlich Fett und Kohlenhydraten und abends wieder Brot, Brötchen mit Wurst und Käse und die Buffetreste der Hotelgäste. Damals gab es in Deutschland – Amerika sei Dank – nur einen Feind der flauschigen Hüften und wabbeligen Bäuche: das Fett. Auch an diesen Mythos glaubte ich und erklärte Fett in jeglicher Form zu meinem Todfeind. Ich griff zu fettreduzierter Margarine, verzichtete auf frittierte Speisen, auf Käse mit Vollfettstufe und Wurst. Vorbei die Zeit der gebutterten Leberwurstbrote, von Omas Pflaumenkuchen oder Öl im Salatdressing. Lachs war mir auch zu fett.

Das Joggen und der Verzicht auf alles, was schmeckte, brachten allerdings nicht den gewünschten schnellen Erfolg. Frust machte sich erneut breit und meine Exfreundin, die Bulimie, wollte uns eine zweite Chance geben. Das Lauftraining setzte ich nun noch eiserner fort. Durch die wenigen Kalorien, die Arbeit im Hotel und das Joggen wurde auch Frau Bodenschlampe wieder zu meiner allerbesten Freundin.

Der verbissene Ehrgeiz machte sich bezahlt. Bei einer Körpergröße von 1,70 Metern wog ich 68 Kilo und konnte alle drei Seen ohne Pause umrunden – joggend. Satte 5,62 Kilometer. Irgendwann schaffte ich diese Runde zweimal hintereinander in einer sportlichen Zeit. Welch ein Erfolg! Trotz meinem schlechten Gewissen wegen meiner Essstörung war ich unheimlich stolz auf mich. Mutti auch. Dieses Hochgefühl war abermals nicht von langer Dauer.

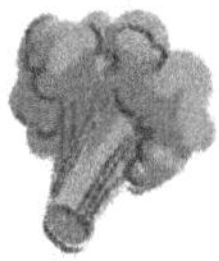

Pfambel und der Beziehungsspeck

Das Tückische an Liebesbeziehungen ist, dass sie flauschig machen können. Die große Jagd ist vorbei, die Zeit auf dem hormongesteuerten Singlemarkt zu Ende und ab sofort zählen keine Äußerlichkeiten mehr, denn die Falle ist zugeschnappt. Nun hat man einen Partner an der Seite, der die inneren Werte mehr liebt als alles andere. Mehr vom anderen zu haben, ein Mehr an Flauschigkeit, kann doch nur gewollt sein. Man wird träge und faul. Anstatt zu joggen, setzt man sich mit dem Partner aufs Sofa, bestellt eine Pizza mit dem obligatorischen Salat und schaut „Big Brother“. Hinzu kommen ausgedehnte Frühstücke, die aus Liebe geteilten Toffifee und die vielen Essenseinladungen, weil man die Verwandtschaft und den ganzen

Freundeskreis kennenlernen muss und will – natürlich beim Essen. Chinesische Buffets, opulent belegte Pizzen, fettige Schnitzel mit Pommes und Ausflüge in Fast-Food-Tempel nimmt man dafür in Kauf. Dazu noch die Bierchen im Biergarten und der Wein bei der Schwiegermutter in spe. Willkommen in der Beziehungsfressfalle!

Man will keine Minute getrennt sein vom anderen und da noch Zeit ins Joggen zu investieren, wäre ein Verrat an der jungen Liebe und würde die rosarote Brille trüben. Schneller als bitterböse erträumt setzt sich der Beziehungsspeck bei beiden an. Ach, wie herrlich, noch eine Gemeinsamkeit gefunden. Wir werden gemeinsam dick. So ging es mir auch. Zack war das Gewicht wieder jenseits der 80 Kilo angekommen. Frau Bulimie blieb im Besenschrank. Das musste sie auch, denn sie wollte unentdeckt bleiben. Dann noch der Jobwechsel in ein Großraumbüro. Weg von den vielen täglichen 1.000 Schritten in den Hotelfluren hin zum Dauersitzen. Ab sofort hieß es, acht Stunden am Tag das cellulitebespickte Heckteil auszuruhen. Das konnte nur superflauschig, kuschelig und in größeren Kleidergrößen enden. So war es auch. Das merkte ich spätestens bei den Familienbesuchen im idyllischen Erzgebirge schmerzlich. Der Blick meiner Mutti, als ich aus dem Auto stieg, sprach Bände. Es lag ein bisschen Enttäuschung gepaart mit Mitleid und einem Hauch Traurigkeit in der Luft. Natürlich wollten sie und Oma, dass ich mich bei den kurzen Besuchen so wohl wie möglich fühlte. Die Kühlschränke waren reich gefüllt, die Tische mit den Köstlichkeiten Sachsens vollgestellt und weder mein Teller noch mein Bauch blieben lange leer.

Zur Weihnachtszeit wurde das ganz große Programm aufgetischt. Angefangen beim Weihnachtsstollen, immer mit der großen Diskussion, welcher Bäcker denn den besten backen würde – zusammen mit Testreihe und mir als Versuchskaninchen. Dazu kamen die fette Weihnachtsgans, Kartoffelklöße, Sauerkraut mit Speck, Rotkraut, auch mit Speck, Kartoffeln, Selleriesalat, Würstchen, Linsen, Brot und Kompott – das „Neinerlaa", auf Hochdeutsch Neunerlei. Das ist ein sehr alter Weihnachtsbrauch, der im Erzgebirge gepflegt wird. Ein Weihnachtsessen aus neun Bestandteilen. Eine jede dieser Köstlichkeiten hat eine eigene Bedeutung. Das Sauerkraut steht dafür, dass das Leben nicht sauer wird („damit ens Labn net sauer wird"). Deswegen sind wir Sachsen so ein lustiges Volk. Wobei dieses Weihnachtsessen in jeder Familie anders aussieht; in meiner Familie gewohnt mächtig. Ich schätze, es lieferte pro Portion 3.000 Kalorien für den Weihnachtsspeck. Dazu noch viel Rotwein, damit der Alkohol umgehend den Fettstoffwechsel lahmlegen konnte und direkt alles eingelagert wurde. Schuld an der ganzen Misere und der immensen Gewichtszunahme während der Weihnachtszeit war natürlich die Köchin. Doch das war noch nicht alles. Zimtsterne, Spekulatius, Lebkuchen, Dominosteine und Schokoladenmänner fanden zwischen den opulenten Mahlzeiten auch noch Platz. Die Weihnachtszeit war eine extreme Zeit der Fressorgien, aber so schön. Alle anderen Besuche wurden kulinarisch jedoch nicht weniger großzügig begangen. Nach jedem Besuch in der Heimat hatte ich mindestens zwei Kilo mehr auf den Kuschelhüften. Die Familie meinte es gut mit ihrem Pfambel.

Erneut reihten sich die Versuche meiner Gewichtsabnahme von wenigen Kilos bis hin zur Zunahme von einigen Kilos aneinander. Ich war wie der Mond mit seinen abnehmenden und zunehmenden Phasen. Das Gute war, dass die Freundschaft mit Frau Bulimie ein für alle Mal beendet war. Ich hatte mich kurzzeitig damit abgefunden, dass ich vermutlich nie wieder schlank sein würde. Das ewige Pfambel. Bis neuer Ehrgeiz aufflammte. Nein! Aufgeben kam nicht infrage. Welche neue Diät mich beglücken und verschlanken sollte, war mir zu diesem Zeitpunkt noch nicht klar, und ich suchte erneut *die* Methode, um meinen Weichteiläquator schrumpfen zu lassen. Ich kaufte jede Woche unzählige Frauenzeitschriften. Hauptsache, auf dem Titelblatt erstrahlte eine vielversprechende Diät. Das Prinzip war leicht durchschaut: von kalorienreduziert und dem Wunder des Apfelessigs über Schüßlersalze, die Zitronenkur, Kräuter zum Abnehmen und Essen mit gutem Gewissen bis hin zu fettarm durch den Sommer. Es wurden keine neuen Strategien für die pfundigen Leserinnen entwickelt, sondern alle Diäten aus den Jahren zuvor regelmäßig wiederholt. Da das Ganze nicht funktionierte, war klar, dass die „abnehmwütige" Leserinnenschaft jahrelang treu und erhalten blieb. Frauenzeitschriften verkaufen sich um ein Vielfaches besser, wenn mit einer Diät im Inneren des bunten Blättchens geworben wird. Bei mir jedenfalls funktionierte diese Verkaufsstrategie.

Neben der „neuesten" Diät findet sich immer ein tolles Rezept für Apfelstrudel, Erdbeerkuchen, Torten mit Herz, Rouladen raffiniert gefüllt, Schnitzel für jeden Anlass und, und, und, damit man die schnell verlorenen vier Pfund Wasser und Muskelmasse blitzartig wieder durch geschmeidiges Bauchfett ersetzen kann. Erfolg hatte ich mit keiner dieser Diäten.

Da ich nur noch auf meinem mittlerweile cellulitegeschwängerten Hintern saß, erinnerte ich mich an meine lauffreudigen Momente an den Stuttgarter Bärenseen. Ich musste wieder mehr Bewegung in mein Leben bringen. Bewegung, die zur Pflicht wurde und keine Ausreden zuließ. Ein Hund sollte her! Wenn der süße Kerl seine Geschäfte erledigen musste, gab es keine Ausflüchte. Außerdem hatte ich in einer dieser diätgesteuerten Frauenzeitschriften gelesen, dass Hundebesitzer generell schlanker und agiler sind als Katzenbesitzer. Ich liebte Hunde (tue ich auch heute noch) und wollte einen treuen, spaziergehfreudigen Gefährten an meiner Seite. Wenn man schon einen trägen Partner hat, könnte ein Hund die Lösung sein. Im Tierheim fand ich ihn: meinen Rocco. Ein zweijähriger Golden Retriever, eine Seele von Hund, nur etwas ängstlich. Was immer ihm in seinem Leben bisher widerfahren war, bei mir durfte er glücklich werden. Es war die richtige Entscheidung und die regelmäßige Bewegung tat uns beiden sehr gut.

Hunde und ihre Besitzer ähneln einander, sagt man. Rocco und ich liebten es beide, zu essen, genossen Leckerlis und ruhige Momente, aber auch lange Spaziergänge. Der erste endete direkt im Bärensee. Rocco war derart gierig nach Wasser, dass er unbedingt ein Bad nehmen wollte – wohl, um seine neue Freiheit zu genießen und um den Duft des Tierheims loszuwerden. Am anderen Ende der Leine hing sein flauschiges Frauchen und hatte panische Angst, die Leine loszulassen. Ich dachte, dass er Reißaus nehmen wollte, also sprang ich hinterher. Im Dezember! Der Anfang einer wundervollen Freundschaft, die zwölf Jahre andauerte. Doch schlank wurde ich auch durch die Gassirunden nicht. Die Bewegung tat mir gut, aber sie alleine genügte nicht.

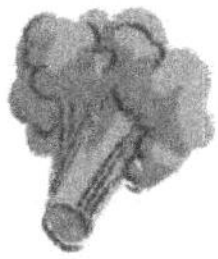

Fleischlos in Essen

Einige Jahre später lebte ich als frisch gebackener Single mit meinem Hund Rocco in der Stadt, die meine Leidenschaft für das Essen treffend bezeichnete: Essen. Meine neue Arbeitsstelle im Callcenter – einem Großraumbüro für verzweifelte Mobilfunkkunden – war nicht weit von meiner niedlichen 40-Quadratmeter-Wohnung entfernt. Da ich neben der öden Beschäftigung als „Callgirl im Handystall“ noch eine Ausbildung zur Psychologischen Beraterin machte, war ich gut beschäftigt. Die Nachmittage verbrachte ich mit meinem kuscheligen Vierbeiner auf der Hundewiese. Dort waren Hunde noch erlaubt, solange die Besitzer deren Häufchen penibel aufsammelten.

Sein pfambeliges Frauchen meinte eine Zeit lang, auf den hippen Zug der vegetarischen Ernährung aufspringen zu müssen. Die Bilder von gequälten Tieren aus der Massentierhaltung, eingezwängte Schweinemamis mit ihren Ferkeln und katastrophale Bedingungen in Legebatterien von gepeinigten Hühnern waren genug Gründe. Allein schon aus ethischer Sicht sind die vegetarische und vegane Ernährungsweise empfehlenswert. Mein zweiter Beweggrund war allerdings das Einsparen von Kalorien und Fett, um meine Energiebilanz besser in den Griff zu bekommen. Einige Zeit versuchte ich, gänzlich ohne tierische Produkte auszukommen, und glich dies mit mehr Gemüse, Tofu und Kohlenhydraten in Form von Reis, Nudeln, Kartoffeln und Fleischnachbauten aus dem Bioladen aus. Leberwurst, die keine war, und Bratwürste, die ganz ohne Tierkadaver auskamen, fleischfreie Salami und Schnitzel schmeckten mir eine kurze Zeit. Bis ich mich fragte, weshalb ich auf Fleisch verzichtete, wenn ich es dann sinngemäß mithilfe von Soja, Tofu, Seitan und zu viel Zucker, Salz, Fett und Geschmacksverstärkern wieder auf den Teller packte. Das erschien mir selbst unlogisch. Diese Produkte helfen in der Umstellungsphase von Fleisch und Wurst auf fleischfrei, sind deswegen aber noch lange nicht gesund und schon gar nicht kalorienarm. Fett als Geschmacksträger Nummer eins wird oft in Form des umstrittenen Palmfetts und billiger Pflanzenfette zugeführt, die wiederum ein ungünstiges Omega-3-zu-Omega-6-

Verhältnis aufweisen. Daher ließ ich diese Ersatzprodukte weitestgehend weg, haderte allerdings mit Milchprodukten und Eiern. Beides liebte und vermisste ich. Durch Gespräche mit einem Kollegen, der seit mehreren Jahren überzeugter Veganer war, vertiefte ich mich in dieses Thema. Vielmehr verpasste er mir eine ordentliche Gehirnwäsche.

Milch und Milchprodukte gehören zu den umstrittensten Lebensmitteln, wenn es um eine gesunde Ernährung geht. Selbst Wissenschaftler sind sich auch in diesem Punkt nicht immer einig. Unbestritten ist, dass Milchprodukte ausgezeichnete Eiweißlieferanten und hochwertige Lebensmittel sind – vorausgesetzt, Fettgehalt und Qualität stimmen. Je mehr ich mich mit dem Thema beschäftigte, desto klarer wurde mir, dass auch hier Herkunft und Verarbeitung eine wesentliche Rolle spielen. Ich wechselte von industriell kastrierter Milch und Molkereiprodukten zu Weide- und Heumilch mit einem Fettgehalt von 3,8 % und machte damit nicht nur mich, sondern auch die Kühe und Milchbauern glücklich. Was wären meine Spaghettipartys ohne einen Berg von Gouda gewesen? Die vegetarische Jagdwurst war schon schlimm genug. Doch der Gedanke, dass ich den Kälbchen die Milch wegtrank und mitverantwortlich dafür war, dass ich ihre Mama zu einem kurzen Leben in Dauerschwangerschaft verurteilte, ohne ihr eine grüne und saftige Wiese zu gönnen, bereitete mir ein schlechtes Gewissen. Obwohl mir bewusst war, dass ich das Säuglingsalter längst überschritten hatte und meinen Kalziumbedarf auch durch Gemüse decken konnte, trank ich weiter Milch und sahnte mich in fettem Quark. Das Bauchgrummeln, der Durchfall und meine aufblühende Neurodermitis nach dem ausgiebigen Verzehr von Milch und Milchprodukten gaben mir, zusammen mit meinem Unbehagen im Hinblick auf die fragwürdige Haltung der Kühe, dennoch zu denken. Vielleicht war eine Familienpackung Eis für mich allein doch etwas zu viel?

Auf dem Weg zur Hundewiese lag ein italienisches Eiscafé und ich konnte der Versuchung einer großen Tüte Eis nur selten widerstehen. Einen 500-Gramm-Becher Fruchtjoghurt saugte ich beim abendlichen Krimi locker-flockig weg. Die heiße Tasse Kakao nach langen Gassirunden im winterlichen Essener Stadtwald genoss ich in vollen Zügen, oder zwei, gerne auch drei. Eine delikate Käseplatte für vier Personen mit einer halben Flasche Rotwein, vorzugsweise einem Shiraz, zu einem guten Buch war für mich der Inbegriff eines entspannten Abends. Mein Rocco, der Meister im Hundeblick, durfte natürlich auch vom Blauschimmelkäse probieren. Kurzum, ich war zu verfressen für ein Leben ohne Käse, ohne selbst gewürzten Kräuterquark zu den geliebten Pellkartoffeln und ohne heiße Schokolade. Für ein Leben ohne sahnige italienische Eiscreme und ohne meinen gezuckerten Milchkaffee. Dennoch schränkte ich meinen Konsum ein und es ging mir besser. Ich musste erkennen, dass weniger mehr ist und die Dosis das Gift macht.

Die Vertreter der Anti-Milch-Fraktion – ich kannte sie persönlich – hatten mir zu komplettem Milchverzicht geraten. Ich war der Meinung, dass sie sich irrten und ich immer noch laktosespaltende Enzyme in meinem Darm beherbergte; ihre Aktivität hatte nur nachgelassen. Mit meiner Laktoseintoleranz und der Neurodermitis konnte ich gut umgehen, indem ich seltener zu Milchprodukten und vor allem zu kleineren Portionen griff. Mein Darm bedankte sich. Das war für mich ein lebenswerter Kompromiss. Bei Eiern war es ähnlich. Was war ich für eine Vegetarierin, wenn ich die Menstruationsprodukte gequälter Hühner aus dunklen und stinkenden Legebatterien in Butter zu leckeren Rühreiern verarbeitete?

Fleisch, Wurst und Schinken waren das nächste Projekt, das meiner völligen Verfressenheit Ausdruck verlieh. Ob es am B12- oder Eisenmangel lag, der bei einer fleischlosen Ernährung auftreten kann, ich gierte jedenfalls nach Roccos saftigem und köstlich duftendem Hundefutter. Ich fütterte ihn auch mit rohem Fleisch und Innereien und ertappte mich dabei, dass ich ihm die Leber nicht gönnte und sie mir lieber – zusammen mit vielen Zwiebelringen in noch mehr Butter – angebraten hätte. Im Endeffekt musste ich mir eingestehen, dass ich auch für ein Leben ohne Tierprodukte viel zu verfressen und undiszipliniert war. Nach wenigen Monaten hatte sich das Thema vegetarische Ernährung erledigt. Und ich hörte auf, meiner Umwelt auf den vegetarischen Keks zu gehen. Meine Lederjacke und meine Lederschuhe trug ich nun auch wieder. Ich hatte sie vorübergehend eingemottet – den Tieren zuliebe. Trotzdem war diese Zeit lehrreich für mich und ich ging Kompromisse ein. Weniger war in der Tat manchmal mehr. Kleinere Eisportionen, weniger Milch im Kaffee, weniger Fleisch und Wurst. Ich entschied mich, ab sofort nur noch in einer kleinen Metzgerei einzukaufen, die mir schriftlich belegen musste, dass die geschlachteten Tiere nicht aus der Massentierhaltung stammten. Auch das Fleisch für Rocco bekam ich dort. Mein felliger Begleiter freute sich und speckte ab. Das gezuckerte Trockenfutter hatte ihn sehr flauschig gemacht. Außerdem mochte er einen fleischigen Rinderknochen viel lieber als eine chemische Leckerlistange. Käse, Eier, Milch und Molkereiprodukte kaufte ich nur noch in bester Qualität im Bioladen. Ich fuhr auch sehr gerne zu einem Bauernhof außerhalb der Stadt, um mir Eier von glücklichen Hühnern zu holen. Das sprengte oft die Haushaltskasse, doch das war es mir wert.

Als Diäterfolg konnte ich diese Zeit nicht verbuchen. Auf tierische Produkte weitestgehend oder ganz zu verzichten, bedeutet nicht zwingend, dass es eine gesunde und kalorienreduzierte Ernährung ist. Rotwein und Chips sind vegan, doch deswegen noch lange nicht gesund. Aus heutiger Sicht hatte ich mich zu wenig informiert über das Leben ohne Fleisch und ohne tierische Produkte. Ich hätte mehr auf meinen Eiweißbedarf achten sollen und auf das Vitamin B12. Meine Ernährung war zu kohlenhydratlastig und unausgewogen. Allerdings lernte ich in dieser Zeit viel über Billigfleisch, Massentierhaltung und Tierquälerei. Mein Umdenken brachte mir sehr viel, denn ich wollte diese Machenschaften nicht weiter unterstützen. Es war erschreckend, wie viel Fleisch täglich auf den Tellern landete. Aus meiner Kindheit kannte ich das nicht. Sonntags gab es in meiner Familie den berühmten Braten, doch unter der Woche wurde bei Oma viel fleischarm gekocht. In meiner Kindheit war Fleisch teuer und wurde wertgeschätzt. „Back to the roots“ hieß es ab sofort – und das war gut so.

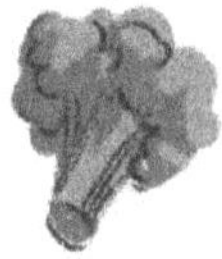

Pfambel wird im Schlaf traumhaft schlank

Im Alter von 30 Jahren wurde ich schwanger. Mich freute das sehr, jedoch wurden meine Überraschung und Vorfreude rasch getrübt, als ich den Unterschied zwischen hingebungsvollen werdenden Vätern und egozentrischen Männern erkannte. Diese Schwangerschaft war von viel Stress geprägt und weit weg von einer entspannten Kugelzeit. Nach der Geburt meiner Tochter war wieder einmal der perfekte Zeitpunkt für eine Diät gekommen. Ein Kampfgewicht von 95 Kilo zwang mich dazu. Nichts stand dem schnellen Abnehmerfolg im Weg, da ich mein Frühchen nicht stillen konnte. Nachdem ich mich von der dramatischen Geburt einigermaßen erholt hatte, stellte ich vorübergehend Detlef Pape mit seinem revolutionären Buch „Schlank im Schlaf", mit dem schon so viele Menschen erfolgreich abgenommen hatten, als meinen „persönlichen“ Ernährungsberater ein.

Das Prinzip war einfach: Zum Frühstück durfte ich nur Kohlenhydrate essen, was eine Herausforderung für mich Frühstücksmuffel war. Mittags war alles erlaubt und abends waren Kohlenhydrate verboten. Getränke ohne Zucker waren jederzeit erlaubt. Zwischen den Mahlzeiten sollten unbedingt fünf Stunden Esspause eingehalten werden. So lange sollte ich ohne Essen auskommen? An diesem Punkt kam der erste Zweifel auf, denn fünf Stunden konnten lang sein. Hier mal ein Apfel, da ein knuspriger Keks, kurz vor dem Mittagessen noch ein kleiner Joghurt und während dem Kochen schmeckte es mir auch. Wie das Abschmecken von Gerichten funktioniert, hatte ich von meinem ehemaligen Küchenchef gelernt. Das sah man uns beiden an.

Dieses Programm hieß für mich Frühstücksverweigerer, dass ich ab sofort morgens essen musste – ganz ohne Hunger und ohne Appetit. Obst, Müsli, Frühstücksflocken, Brot, Brötchen mit Marmelade, Honig, Nuss-Nugat-Creme und Margarine. Ein vegetarischer Brotaufstrich hätte es auch getan, doch davon war ich geheilt. Meinen zuckrigen Milchkaffee gab es ab sofort ohne Kuhmilch. Es fiel mir schwer, aber ich schaffte es – eine kurze Zeit. Laut

„Schlank im Schlaf“ verbrennt Fett nur im „Feuer der Kohlenhydrate“. Wieder eine neue Theorie, die ich erproben musste.

Mittags gab es keine Einschränkungen beim Essen: Fleisch oder Fisch mit Gemüse und einer Sättigungsbeilage in Form von Kartoffeln oder Reis, selbst meine geliebten Nudeln waren erlaubt. Zum Nachtisch war auch ein Stück Kuchen nicht verboten. Wer allerdings schneller Erfolge haben wollte, sollte die Kohlenhydrate bereits mittags weglassen. Das wollte ich anfangs nicht, denn es war ohnehin schon eine große Umstellung für mich, meine geliebten Spaghettipartys bei Tageslicht stattfinden zu lassen. Viel schöner war es doch vor der Flimmerkiste bei Kerzenschein mit meinem großen Topf voll gebutterter Spaghetti, die ich in einer halben Flasche Rotwein schwimmen ließ. Der knuffige Rocco kuschelte sich an mich und freute sich über jede Nudel, die mir von der Gabel flutschte. Das war nun vorbei. Rocco war ganz traurig. Ich auch.

Bei diesem Abspeckprogramm gab es am Abend Eiweiß satt und Gemüse oder Salat. Eiweiß soll in Fisch und Fleisch, Käse und Eiern stecken. Wieder etwas gelernt. Dr. Pape meint: Damit die Fettverbrennung über Nacht auf Hochtouren läuft, darf vor dem Schlafengehen kein Insulin ausgeschüttet werden – das passiert, sobald wir Zucker essen. Oh Wunder! Zucker ist nicht nur das weiße Zeug aus der Tüte und nicht bloß in Süßigkeiten und Früchten, sondern auch in Kartoffeln, Brot, Reis, Getreide, Pommes und in so vielen anderen Lebensmitteln gut versteckt. Es ist die Stärke, die hier der Übeltäter ist. Stärke ist ein Mehrfachzucker und somit eine Mogelpackung, schlimmer noch: ein Trojanisches Pferd.

Das Wort Insulin kannte ich bereits. Omas Freundin, mit der sie immer Karten spielte, hatte Diabetes Typ I und musste sich dieses Insulin spritzen. Sie durfte nicht so viel von Omas Pflaumenkuchen essen. Ich fand das gut; da blieb mehr für mich. Omas Schwester aus dem Westen hatte auch eine Art Zuckerkrankheit: Diabetes Typ II. Sie musste allerdings regelmäßig Tabletten nehmen und sich bei Süßem zurückhalten. Das gab mir nun zu denken, denn ich naschte immer und wusste gar nicht, was das Insulin in meinem Körper so macht. Ich staunte nicht schlecht, als ich auf Wikipedia las, was es mit diesem seltsamen Wort auf sich hat. Es beginnt mit dem Zucker in seinen vielen Facetten – den Kohlenhydraten. Diese werden im Bauch verdaut und es entsteht Glukose, die durch das Blut schwirrt. Glukose ist sehr schnelle Energie, über die sich unser Kopf besonders freut. Dann war es doch klug von mir, dass ich bei meiner Abiturprüfung ständig Traubenzuckerbonbons lutschte, denn Traubenzucker rast wie ein Formel-1-Wagen zu dem grauen Matsch ins Oberstübchen und kann zu zündenden Gedanken verhelfen. Die Muskeln freuen sich ebenfalls über Zucker im Blut, denn dann können sie sportliche Höchstleistungen erbringen, wie Sprints. Mein Sportlehrer hätte mich damals beim Wettlauf nicht anfeuern sollen, sondern mir Traubenzucker geben müssen. Da hatte er wohl versagt.

Wenn wir zu viel Zucker importieren, steigt der Blutzuckerspiegel an, was gar nicht so gut ist. Wenn dieser zu hoch ist, kann einem übel werden, schwindelig, man kann Sehstörungen bekommen und sogar ins Koma fallen. Um es nicht so weit kommen zu lassen, schießt unser Körper das Hormon Insulin ins Blut. Gezaubert wird das in der Bauchspeicheldrüse (Pankreas) und immer dann ausgestoßen, wenn der Blutzuckerspiegel steigt. Diese Waffe gegen den Zucker heftet sich an die Insulinrezeptoren und sagt ihnen: „Nehmt Glukose auf, es gab Pflaumenkuchen!" Die Zellen gehorchen brav, absorbieren den Zucker und der Blutzuckerspiegel sinkt.

Insulin ist ein mächtiges Hormon, aber lediglich *ein* Zahnrädchen im Uhrwerk des Körpers. Allerdings ist es nicht besonders schnell. Es bleibt nicht nur im Blut, bis der Blutzuckerspiegel wieder im Normalbereich angekommen ist, sondern es arbeitet weiter bis zur Unterzuckerung. Das Gehirn schreit und will Nachschub vom süßen Gift: „Gib mir Gummibärchen oder noch ein Stück Kuchen! Ach, ein Keks ist auch in Ordnung." Heißhunger, Appetit – das kannte ich. Das Pfambel gehorchte ihrem Gehirn und knabberte einen Keks. Zack! Insulin strömt wieder aus und der Kreislauf beginnt von vorne.

Insulin macht uns flauschig. Ich war der beste Beweis dafür, denn obwohl ich bereits genügend Energie aufgenommen hatte, die ich kaum verbrauchen konnte, hatte ich Heißhunger und aß wieder. Mein Körper speicherte die überschüssige Energie und ließ meine Fettzellen aufplustern. Reichte das nicht mehr aus, bildete er neue. Das wollte ich doch gar nicht! Insulin sorgt außerdem dafür, dass kein Fettgewebe abgebaut wird, und führt auf mehreren Wegen zu einer Erhöhung des Blutdrucks. Das erklärt, weshalb Oma und ihre Freundin ständig von ihrem hohen Blutdruck sprachen. Wenn andauernd dieses freche Hormon auf die Reise geschickt werden muss, kann das zu einer Insulinresistenz führen. Dann gehorchen die Zellen nicht mehr und es wird immer mehr Insulin benötigt. Daraus kann sich die Zuckerkrankheit Diabetes Typ II entwickeln.

Bei meinem nächsten Besuch im Erzgebirge erklärte ich Oma das bei einem Stück Christstollen – gut, eines ist sicherlich untertrieben. Oma wollte das gar nicht hören. Ihr schmeckte es doch und sie wollte weder auf den Zucker im Kaffee verzichten noch auf Kuchen, Christstollen und vor allem nicht auf ihr geliebtes Brot. Brot schickt ebenfalls Insulin in die Spur, denn die darin enthaltene Stärke wird in Glukose umgewandelt. Auf dem Ohr war Oma taub. Sie jammerte auch ständig über Sodbrennen, nachdem sie Süßes gegessen hatte. Auch daran wollte sie nichts ändern. Insulinresistenz, drohender Diabetes Typ II, Bluthochdruck, Herzschwäche und Sodbrennen nahm sie in Kauf. Hauptsache, sie konnte weiter schlemmen. Ich verstand sie. Das war in meiner Genmasse weitergegeben worden. Dennoch sorgte ich mich um sie. Die Lösung war doch einfach. Wenn man so viel Zucker zu sich nimmt, der den Insulinhaushalt durcheinanderbringt, dann kann man einfach weniger Zucker essen und gleichzeitig dafür sorgen, dass dieses dickliche Hormon nicht ständig in der Blutbahn Schlitten fährt. Jetzt ergaben die fünf Stunden Esspause bei dem „Schlank im Schlaf"-Programm Sinn für mich.

Obwohl ich nun einiges über das Hormon Insulin wusste, fiel es mir schwer, abends kein Brot zu essen. Gerade am Abend war es wichtig, mir nur wenige Kohlenhydrate auf den Teller zu laden, damit kein Insulin ins Blut geschickt und die Fettverbrennung über Nacht nicht durch den Quälgeist gestört wird, sondern die Körperzellen durchgeputzt werden können. Ach, das leckere Brot! In meiner Familie gab es abends immer Brot mit Wurst und Käse. Sonntags ab und an ein Spiegelei, aber immer auf Brot. Im Erzgebirge zu Zeiten der DDR war die Brotauswahl überschaubar. Es gab Mischbrot, dunkles Brot und Weißbrot. Das dunkle Brot war nicht gesünder als die anderen. Es wurde mit Gerstenmalz eingefärbt, sprich Zucker. Kein Wunder also, dass wir in unserer Familie alle flauschig waren. Mit Ausnahme von Mutti, die sich selten ein Abendessen gönnte.

Ab sofort sollte die Wurst ohne Brot schmecken. Die Alternative wäre Eiweißbrot gewesen, aber das war zu dieser Zeit noch relativ unbekannt. Ich orientierte mich am Abend an Salat mit Eiern und Thunfisch. Oft gab es auch Spinat mit Fischstäbchen und abgepulter Panade, um die Kohlenhydrate nicht essen zu müssen. Mir fehlten die Ideen für kulinarische Highlights ohne Kohlenhydrate. Es ist schwer, aus den alten Schuhen zu steigen, die man seit Kindheitstagen trägt. Herr Pape hatte in seinem Buch auch Rezepte hinterlegt: Sesamlachs mit Blumenkohlpüree, Lasagne mit Lauch und Schellfisch, Ingwersteaks, Austernpilzgemüse mit Tofu und vieles mehr. All das sprengte das Budget einer alleinerziehenden Mutter und so blieb ich bei billigen Fischstäbchen – ohne Panade. Die vielen Kohlenhydrate am frühen Morgen waren jedoch ein noch größerer Kampf für mich. Ich musste mich zum Essen zwingen. Nach meinem morgendlichen Zuckerinferno ging es mir gar nicht gut. Ich wurde müde, träge und hätte mich direkt wieder ins Bett legen können. Die im Buch empfohlenen Sportübungen machte ich aus Lustlosigkeit nicht. Ich drehte täglich lange Gassirunden mit Rocco und meinem Töchterchen in der Babytrage, quasi als Zusatzgewicht für den Muskelaufbau.

Ich machte das Programm mehrere Monate und nahm schleppend sieben Kilo ab – allerdings erst, als ich begann, die Kohlenhydrate bereits mittags wegzulassen. Das war nicht mein Weg zum Wohlfühlgewicht, das ein Leben lang stabil bleiben sollte. Ich fühlte mich nicht wohl mit „Schlank im Schlaf". Das lag zum einen an dem Frühstückszwang und war zum anderen durch fehlende Kochideen für mittags und abends selbst verschuldet. Die Erkenntnis, dass Kohlenhydrate abends tabu sind, ist geblieben.

Schleichend und unbemerkt kamen die alten Essmuster zurück und ich nahm stetig zu. Da war er wieder, der Jo-Jo-Effekt, der nichts anderes ist als die Rückkehr zu alten Gewohnheiten. Ich war sehr frustriert und wütend auf mich. Ich hatte schon so viel versucht und war immer wieder gescheitert. Ich wusste einfach nicht, wie ich mich ernähren soll und dabei das Gewicht halten kann, ohne dass ich mich täglich verbiegen muss. Ständig bekam ich gesagt, auch ungefragt, dass ich doch endlich meine Ernährung umstellen soll und Sport machen muss. Aber *wie*? In meinem Kopf rauschte es bloß noch. Mein ganzes Denken drehte sich ums Essen, um Kalorien, um Fett und um Kohlenhydrate. Ich fand das nur noch schrecklich. Hinzu kamen meine übergroßen Portionen. Ich kochte grundsätzlich zu viel, damit ich beim Kochen essen konnte, und lud mir meistens eine zweite Portion auf den Teller. Ich hatte weder ein Hungergefühl noch wusste ich, wann ich satt war. Im Grunde aß ich ununterbrochen, bemerkte es nicht einmal und wusste abends nicht mehr, was ich alles gefuttert hatte. Darauf folgten Phasen, in denen ich kaum etwas aß und wenn, dann erst abends und mit Sicherheit das Falsche. So erging es mir die nächsten Jahre.

Ich steckte in einem Diätendilemma, war frustriert und hilflos. Fotos von mir zu sehen, war immer eine Ohrfeige. Diese Frau mit dem dicken Gesicht, dem Doppelkinn, dem speckigen Hals, den versteckten Schlüsselbeinen, dem dicken Bauch, den Fettbeulen an den Hüften, den dicken Oberschenkeln, die nach wenigen Monaten jede Hose durchwetzten, und den dicken Waden, die nicht einmal in Gummistiefel passten – das war doch nicht ich. Ich hatte es so satt. Ich war so aufgedunsen, dass keine Ringe mehr passten und ich Armbänder in XL kaufen musste. Wenn ich zu Besuch bei Freunden war, krallte ich mir immer ein Sofakissen und legte es vor meinen Bauch, damit niemand die Schwimmringe sah.

Der Klamottenkauf war der reinste Horror. Ich steuerte direkt die XXL-Abteilung an und die Auswahl war nicht für Frauen Anfang 30 gemacht. Ich konnte nichts Tailliertes tragen, auch keine ärmellosen Tops; die schwabbeligen Winkearme ließen das nicht zu. Keine Röcke, keine kurzen Hosen. Im Grunde trug ich nur schwarze, weite und lange Sachen. Ich sah nicht nur viel älter aus, ich kleidete mich auch dementsprechend. Viel schlimmer war jedoch, dass ich mich alt fühlte, träge und dick. Mein Blutdruck stieg an, meine Gesichtshaut war unrein und voller Pickel und meine Neurodermitis ärgerte mich. Beim Kuscheln mit meiner Tochter sagte sie oft: „Oh Mama, du bist so schön weich." Ich heulte jedes Mal – heimlich.

Alles an mir war weich und schwabbelte bei jeder Bewegung. Deswegen bewegte ich mich ungern und es fiel mir auch immer schwerer. Ich ekelte mich vor mir selbst. Ich schwitzte ständig und hatte panische Angst vor dem Sommer, da das Kaschieren der Speckteile dann schlichtweg sinnlos war. Nach dem Duschen trocknete ich mich nur noch mit dem Rücken zum Spiegel ab. Ich wollte mich nicht sehen. Frau Bodenschlampe ignorierte ich lange Zeit, um nicht noch frustrierter zu werden. Zu diesem Zeitpunkt ging ich davon aus, dass ich mit den Jahren noch dicker werden und mich irgendwann ein Herzinfarkt dahinraffen würde. Vorher würden mich aber noch gewaltige Rückenbeschwerden, Gelenkschmerzen, ein noch höherer Bluthochdruck und Diabetes Typ II heimsuchen. Alles nur, weil ich einfach zu schwach war, zu undiszipliniert, nicht gegen meinen inneren Schweinehund ankämpfen konnte und zu faul war, um Sport zu machen, dachte ich.

Meiner Tochter war ich eine zu dicke und träge Mutter, die nicht lange auf dem Spielplatz toben konnte, weil ihr die Puste ausging. Dabei wollte ich ihr in Sachen Ernährung und Sport ein gutes Vorbild sein. Pfambel, die Totalversagerin, vollkommen wertlos, für nichts zu gebrauchen. Auch in meiner damaligen Beziehung fand ich keinen Halt. Es war eine nützliche Wohngemeinschaft für beide Seiten. Die letzte Wahl, um nicht allein zu sein. Ich wusste genau, wer meine große Liebe war. Der, bei dem einfach alles passte. Ich traf ihn zur falschen Zeit und wir konnten nicht zueinanderfinden. Das große Drama in allen Bereichen.

Ich stürzte mich in die Arbeit, um mich abzulenken, und am Abend trank ich zu viel Rotwein, um den Schmerz zu betäuben. Gerne mit Chips, denn wenn die betrunken sind, vergessen sie, sich um die Hüften zu schmiegen. Hüftspeck hatte ich bereits reichlich. Er beulte nach außen und die Taille tat es ihm gleich. Nach so viel Tagesfrust machte die Packung Toffifee mitten in der Nacht nun och nüschd mehr. Am nächsten Morgen schlich ich müde, gereizt und antriebslos ins Bad, um mich vor dem Spiegel richtig „fertigzumachen". Hätte mir in dieser Zeit jemand gesagt, dass ich einige Jahre später morgens um fünf Uhr topfit und gut gelaunt aus dem Bett hüpfen, beim Zähneputzen 30 Kniebeugen machen und, ohne zu hungern, bis mittags nichts zu essen brauchen würde, ich hätte es nicht glauben können. Wenn derjenige mir dann noch erzählt hätte, dass ich einmal 30 Minuten hartes Kraft-Ausdauer-Training durchhalten würde, das mir auch noch großen Spaß macht, hätte ich erwidert: „Nicht mehr in diesem Leben, Freundchen!" Es ist manchmal schön, sich zu irren. Sehr schön.

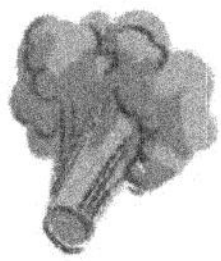

Pfambel und ihr Kurschatten

Als meine Tochter fünf Jahre alt war, fuhren wir auf eine Mutter-Kind-Kur nach Nordrhein-Westfalen. Das war den mangelnden Geografiekenntnissen meiner Krankenkasse geschuldet, denn ich hatte als Wunschort eigentlich „Meer" angegeben. Das hätte Ostsee, Nordsee oder das Schwäbische Meer sein können, manche nennen es den Bodensee. Wir bekamen ein Meer aus Bäumen. Doch eine Kur ist kein Urlaub und das Ziel war mehr als Erholung und fünf entspannte Urlaubspfunde zusätzlich auf den Kuschelhüften.

Der Tag der Anreise im April war ein Erlebnis, denn ich hatte meinen halben Hausstand dabei. Ich war auf jede Situation vorbereitet: tropischen Sommer, Platzregen, Hagel mit Blitzeis, sibirischen

Winter, mangelnde Putzmittel, zu raues Klopapier, fehlende Großküche. Meine Tochter hatte sich mein „Messie-Syndrom auf Reisen“ abgeschaut und ihr Kinderzimmer eingepackt, samt 23 Plüschtieren. Diese verstaubten Kunstfellobjekte mit süßen Glupschaugen brauchten dringend Entspannung, meinte mein packwütiges Kind. Das Auto war voll beladen und meine Tochter hatte Glück, noch einen Platz zu bekommen. Rocco durfte einstweilen in einer Hundepension Urlaub machen und wurde gut betreut. Für seine 40 Kilo Kuschelmasse wäre im Auto auch kein Platz mehr gewesen.

Andere Mütter waren weniger beladen an Reisegepäck, doch Sorgen brachten wir alle mit. Einige Kinder waren traumatisiert und deren Mütter auch. Viele Kinder waren zu flauschig und deren Mütter auch. Manche Kinder und deren Mütter mussten lernen, schreckliche Erlebnisse zu verarbeiten. Viele waren müde vom Alltag einer Alleinerziehenden, ausgelaugt vom ständigen Spagat zwischen Muttersein, Arbeit und Haushalt. Viele hatten den großen Wunsch, beim eigenen Kind alles besser machen zu wollen. Manche waren ausgebrannt nach einem erbitterten Scheidungskrieg und Sorgerechtsstreit. Jede hatte ihr Päckchen zu tragen und jede hatte gute Gründe, sich eine Auszeit zu gönnen, durchzuatmen und neu zu starten. Ein normaler Urlaub hätte uns allen nicht weitergeholfen. Mir wurde schlagartig klar, dass man nicht immer nur stark sein musste. Hier konnten wir zur Ruhe kommen.

Das Kurhotel lag abgelegen im Wald, weit weg von Trinkhallen und Fußballtempeln. Es war abzusehen, dass sich das Leben draußen abspielen würde. In Wäldern und auf Wiesen, zwischen Ponys und Ziegen. Die Umgebung lud zu langen Spaziergängen ein. Für Stadtkinder eröffnete sich hier eine ganz neue Welt. Einen Tag nach der Anreise – nachdem der Hausstand verräumt, die Gegend erkundet und meine Tochter freudig im neuen Kindergarten angekommen war – wurde ich gewogen. Ich hatte panische Angst davor. Mit Frau Bodenschlampe hatte ich schon lange kein Rendezvous mehr gehabt, zumal ich ein richtiges Angsthäschen sein konnte, wenn es um mein Gewicht ging.

Hin und wieder ist die Kontrolle des Körpergewichts durchaus ratsam, um rechtzeitig einlenken zu können. Das hätte ich längst tun sollen. Diese Kur-Bodenschlampe schmetterte mir satte 97 Kilo entgegen. Ich war entsetzt und gleichzeitig erleichtert, dass ich noch nicht den dreistelligen Bereich erreicht hatte. Dennoch, alle Muskeln, die ich mir mühsam vor vielen Jahren im Fitnessstudio aufgebaut hatte, waren geschrumpft. Der Körperfettanteil war enorm. 97 Kilo sind nicht immer 97 Kilo. Das kommt auf die Verteilung der Fett- und Muskelmasse an, die bei mir in einem sehr ungünstigen Verhältnis zueinander standen. Deswegen wurde ich von einer anderen Kurmuddi auf weit mehr geschätzt. Sie meinte, dass ich vermutlich um die 110 Kilo auf die Waage bringen würde. Das erklärte wohl auch meine Kleidergröße, eine „zarte" 48. An mir war definitiv nichts mehr straff, nur noch schlaff. Mit meinen 35 Jahren war da hoffentlich noch etwas zu retten.

Eines stellte sich schnell heraus: Je mehr Lasten man im Leben zu tragen hat, desto mehr spiegelt sich das im Gewicht wider, in die eine oder andere Richtung. Es gibt Menschen, die fühlen sich wie zugeschnürt, wenn sie von schlimmen Schicksalsschlägen überrascht werden, und bringen keinen Bissen runter. Andere futtern sich ihren Schutzpanzer an. Ich war die mit dem Panzer. Das war nun das Ergebnis der falschen Ernährung in den letzten Jahren und wenn die einzige Bewegung aus Hausarbeit und Gassirunden mit einem Hund im höheren Alter bestand, der keine fünf Kilometer am Tag durch den Wald spazieren wollte, weil seine Hüfte ziepte. Mein Hund Rocco hatte Arthrose und ebenfalls Übergewicht. Auch er war in diesen Teufelskreis geraten. Dass er mit seinen zwölf Jahren nicht mehr über die Hundewiese wetzen konnte, stand außer Frage. Lange Spaziergänge hätten es auch getan, verbunden mit weniger Hundefutter und keinen Resten vom Kinderteller. Entweder putzte er die Reste meines Töchterchens weg oder ich. Rocco und ich waren ein perfektes Team. Wenigstens musste meine Tochter ihr Tellerchen nie leer essen, damit die Sonne scheint. Rocco und mich zu „Hausschweinen" zu degradieren, war allerdings auch keine gute Idee gewesen.

Mein hohes Gewicht im flauschigen Körper war auch ein Ergebnis von viel Kummer und viel zu wenig Schlaf, weil die Sorgen es nicht zuließen. Ich hatte eine lange, schwere Zeit hinter mir, in der mein Körper keinerlei Beachtung fand, weil meine Tochter meine ganze Kraft brauchte. Kleine, traurige Hände zu halten, war das Wichtigste zu dieser Zeit. Es war keine Ausrede, keine Ignoranz und keine Faulheit. Ich hatte einfach keine Kraft mehr. Es gibt Phasen im Leben, da muss man funktionieren, ohne an sich zu denken. Aus heutiger Sicht hätten mir die richtige Ernährung und Bewegung immerhin ein bisschen dabei helfen können, diese schlimme Zeit besser zu überstehen. Dennoch war ich der Meinung, dass ich in den vergangenen Jahren „irgendwie" auf meine Ernährung geachtet hatte. Anstatt Cola und Limonade trank ich nur die Light-Varianten mit Süßstoffen. Ich hatte versucht, wenig zu essen, nicht jeden Abend zu naschen; die kleinen und großen Sünden wurden oft durch Obst am Abend ersetzt – obwohl ich bei Herrn Pape gelernt hatte, dass Zucker Insulin ins Blut schickt und die Fettverbrennung blockiert. Es war mir in dieser Zeit einerlei. Den trockenen Rotwein verdünnte ich mit Mineralwasser und trank ihn als Schorle. In meiner Wahrnehmung dachte ich, dass ich auf meine Ernährung achte. Hätte ich alles notiert, was ich aß und trank, wäre mir schnell aufgefallen, dass ich doch zu viel genascht, mir zu oft eine zweite Portion genehmigt hatte, der Teller viel zu voll war und ich die Essensreste von meiner Tochter viel zu oft aufgegessen hatte. Ich hatte es unterschätzt und mich selbst belogen.

Meine Zunahme war ein schleichender Prozess, der unbemerkt passierte. Die letzten vier Jahre hatte ich nicht bewusst durchgeschlemmt, aber genau so sah ich aus. Rund und wohlgenährt, mit Doppelkinn und Schweinsköpfchen, Winkearmen, wabbeligem Ober- und Unterbauch, Reiterhosen und geburtsfreudigem Becken. Selbst meine Füße waren dick. In Pumps quillte eine Speckfalte heraus. Da wirkte die schönste Deichmann-Errungenschaft trampelig und weit weg von sexy. Es war für mich auch kein Trost, dass ich die Bulimie überwunden hatte. Doch nun hatte ich einen Funken Hoffnung, dass sich *jetzt* etwas ändern könnte.

Mein Kurplan wurde mir überreicht. Walking, Aquafitness, progressive Muskelentspannung nach Jacobson und Ölbäder gegen meine Neurodermitis. Dazu eine Ernährungsberatung neben Einzelgesprächen bei einer Psychologin. Ich war im Paradies. Meine Tochter war den ganzen Tag im Kurkindergarten und selbst bei zahlreichen Anwendungen. Von 8 bis 16 Uhr gehörte der Tag mir, danach ganz ihr.

Mit Walking startete mein Bewegungsprogramm, zusammen mit anderen Kurinsassinnen. Von gertenschlank bis extraflauschig hatten wir alles zu bieten. Nun war auch ich im Oma-Sport angekommen. Walking machen doch nur die, die nicht joggen können oder wollen, dachte ich. Natürlich erinnerte ich mich an meine Laufkarriere an den Stuttgarter Bärenseen und meinte, genau da weitermachen zu können, wo ich einst aufgehört hatte. Als der ambitionierte Fitnesstrainer meiner Gruppe mitteilte, dass man auch joggen könnte, war ich ganz vorne mit dabei. Es war mir peinlich, zu walken. Meine Meinung änderte sich schnell. Es dauerte keine zwei Minuten und ich konnte nicht mehr joggen. Zwei Minuten können im Sport eine Ewigkeit sein! Fix und fertig pustete ich durch den Ruhrpottwald. Meine Beine hatten das Laufen verlernt und ich war zu schwer, zu dick und zu unsportlich, um zu joggen. Heimlich, still und leise entfernte ich mich von den dünnen Läuferinnen, die sich auch noch beim Joggen angeregt über ihre Männer unterhielten, die sie endlich für drei Wochen losgeworden waren. Sie waren zu schnell für mich. Von den Lästereien bekam ich bloß noch einen Bruchteil mit. Anscheinend waren einige Männer nur als Goldesel gut genug, ansonsten durften sie wegbleiben. Nach einer kurzen und notwendigen Verschnaufpause schloss ich mich der Gruppe mit den flauschigen Muddis an, zu denen ich nun auch gehörte, und watschelte mit hochrotem Schweinskopf und Schweiß auf der Stirn durch den Wald. Die Gespräche hier gefielen mir viel besser, denn wir tauschten vor allem Rezepte zum Abnehmen aus.

Die erste Walkingrunde mit Nahtoderfahrung war der Kuss der Realität mit einer schallenden Ohrfeige. Genau das wollte ich nicht: fünf Jahre nach der Schwangerschaft dicker sein als zuvor. Nur noch um Kind und Haushalt helikoptern und nichts, wirklich nichts mehr für mich tun. Ich saß in der Mütterfalle und musste da dringend wieder raus. Die anderen Frauen um mich herum hatten ein ähnliches Schicksal. Immer wieder hörte ich die gleichen Sätze: Man trägt auch nach der Einschulung noch die Schwangerschaftspfunde spazieren, hat keine Zeit und Kraft mehr für sich. Spätestens um 20 Uhr, wenn die Leibesfrüchte endlich Ruhe geben, fällt man erschlagen aufs Sofa und gönnt sich Seelenfutter in Form einer Toffifee-Packung oder schnüffelt am Inhalt der Chipstüte. Wenn man tagsüber kaum etwas isst, dann sollte doch abends der kleine Genuss drin sein dürfen. Ich war unter Gleichgesinnten und fühlte mich endlich verstanden.

Die Walkingrunde von drei Kilometern hatte mir sehr gutgetan, trotz zügigem Tempo. Wenn man kleine Kinder hat, die nur unter kreischendem Protest im Kinderwagen Platz nehmen wollen, passt man sich den kleinen Füßen an und erledigt alles im Schneckentempo. Jede Blume, jeder Stein und jede Ameise müssen unter die Lupe genommen werden. Meine Tochter durfte die Welt entdecken und ich wollte sie nicht hetzen. Weil eben alles langsam geht und man noch so viel zu tun hat – frisches Brot kaufen, Kopfschmerztabletten aus der Apotheke holen und Einladungen für diverse Verkaufspartys verteilen –, erledigt man vieles bequem und schnell mit dem Auto. Das würde zu Fuß oder mit dem Fahrrad viel zu lange dauern. Die Erkenntnis war ernüchternd. Walken war kein Oma-Sport und ich immer noch im Schneckentempo unterwegs.

Das Schöne an einer Kur ist, dass man drei Wochen lang weder kochen noch putzen muss. Herrlich! Zum Frühstück reichte man uns Kohlenhydrate satt und zusätzlich Käse und Wurstaufschnitt – auch in den jeweiligen fettarmen Varianten. Eine große Auswahl an Marmeladen und die berühmte Nuss-Nugat-Creme fehlten auch nicht. Dazu gab es Obstsalat und Joghurts, sonntags hart gekochte Eier. Aber nur sonntags! Mittags standen Mischkost und eine Salatbar zur Verfügung. Abends wurden das Frühstücksbuffet und die Salatbar wieder geöffnet – vom süßen Brotaufstrich abgesehen, was viele Kurinsassinnen verärgerte. Beim Brot reichte die Auswahl von Toastbrot über Weizenmischbrot bis hin zum eingefärbten Vollkornbrot. Bei den Brötchen war das nicht anders. Wir konnten zwischen Butter, Margarine und fettarmer Margarine wählen. Die Ernährung wurde – wie sollte es anders sein? – nach den Vorgaben der Deutschen Gesellschaft für Ernährung (DGE) gestaltet. Zu viele Kohlenhydrate und zu wenig Eiweiß, vor allem am Abend. Ich als dicklicher mütterlicher Hausschreck hätte mir nie angemaßt, die große DGE zu kritisieren, dennoch verwunderten mich diese Empfehlungen sehr, denn bei meiner Insulinrecherche hatte ich einst etwas ganz anderes herausgefunden. Das Essen aus der Kurkantine wollte mich auf eine Insulinachterbahnfahrt schicken. Dieses Ticket löste ich nicht ein.

Obwohl ich morgens weder Hunger noch Appetit hatte, aß ich einen Joghurt mit Obstsalat. Die kleine Schüssel mit dem Naturjoghurt war ständig leer, also griff ich zu den zuckrigen Varianten mit tot gekochten Früchten ganz ohne Vitamine. Aus heutiger Sicht war es nicht schlau, diese künstlich aromatisierten Zuckerbomben zu essen und zu frühstücken, obwohl ich keinen Hunger hatte. Ich wusste es nicht besser und glaubte an den Mythos, dass das Frühstück die wichtigste Mahlzeit des Tages sei. Wer nicht frühstückt, wird dick! Erst viel später deckte ich diese Lüge auf.

Wenn der Körper nicht durch Hunger nach einem Frühstück verlangt, kann man darauf verzichten. Dabei hat er mehr Zeit, die Fettverbrennung am Laufen zu halten und die Zellen durchzuputzen, anstatt sich mit der Verdauung des Frühstücks zu beschäftigen. Im Endeffekt war es so, dass ich mit oder ohne Frühstück den Rest des Tages nicht mehr oder weniger aß. Die Kalorien aus dem Frühstück ohne Hunger konnte ich clever einsparen.

Am nächsten Morgen stand Aquafitness auf dem Programm. Um das vorwegzunehmen: Ich liebe das Schwimmen. Ich bin sogar eine gute Schwimmerin. Meine Mutti war mit mir, als ich noch ein kleines Pfambel war, sehr oft im Freibad. Wir fuhren immer mit ihrer saharabraunen Schwalbe, dem Kultmoped der DDR, ins Freibad, auch wenn das Wetter einmal nicht so schön war. Bei Nieselregen im Wasser zu sein, war himmlisch. Nicht einmal zum Essen wollte ich raus. Ich aß sogar meine Bratwurst mit Brötchen am Beckenrand und der Bademeister lachte nur über die kleine dicke Nixe. Im Alter von 35 Jahren als 97-Kilo-Frau hörte der Spaß aber auf. Badeanzüge – von Bikinis ganz zu schweigen – sind der pure Horror. Ganz gleich ob verstärkt und mit angeblich kaschierendem Aufdruck oder eben nicht, man muss seine ganze Pracht zur Schau stellen.

Viele von uns kennen diese Szenen im Freibad, wenn wir peinlich berührt mit eingezogenen Bäuchen am Beckenrand sitzen und aufpassen, wie sich unsere Leibesfrüchte im Kleinkinderbecken austoben, uns vollspritzen, andere Kinder untertauchen und gefühlte hundert Mal die Rutsche rauf und runter flutschen. Dabei will man nur noch weg und niemandem länger seine Leibesfülle präsentieren müssen. Wobei wir Frauen den Vorteil haben, dass wir wenigstens Badeanzüge tragen können. Bei den Herren der Schöpfung sieht es da ganz anders aus. Die Auswahl an kaschierenden Badehosen ist nicht allzu groß.

Wir schlichen uns zögernd aus der Umkleidekabine ins Schwimmbecken des Kurhotels. Endlich im

Wasser sah keiner mehr die ausladenden Schwimmringe. Unsere Trainerin war jung, hübsch und gertenschlank. Ganze 45 Minuten liefen, hüpften und stampften wir durchs Wasser, spielten mit Schwimmnudeln und Bällen. Aquafitness mit anderen wohlgeformten Nixen in zu engen Badeanzügen machte richtig Spaß, war anstrengend und auch kein Oma-Sport, wie ich immer gedacht hatte. Am Tag danach hatten wir alle Muskelkater. Sieh mal einer an! Sie waren noch da, die Muskeln. Verkümmert und gut versteckt, aber es gab sie noch.

Das Kinderprogramm mit meiner Tochter genoss ich in vollen Zügen – Ponyreiten, Filzen, Malen, Töpfern und Basteln. Ich stellte mich in allen Bereichen ungeschickt an, aber Spaß hatten wir trotzdem, vor allem mit meinen malträtierten Tonfiguren. Auf das Pony wollte ich mich mit meiner Schwungmasse lieber nicht setzen.

Auch ich durfte im Rahmen der Kur an der Ernährungsberatung teilnehmen, die ich dringend nötig hatte. Das Ergebnis war: Ich aß zu viel und bewegte mich zu wenig. Auf Fett sollte ich achten, denn es liefert die meisten Kalorien, mehr als Kohlenhydrate. Zu viel Zucker wäre auch ein Problem. Ach, da schau her! Meine Laune sank in den Keller und ich konnte nur noch an Schokolade denken. Dafür der ganze Aufwand? Meine sportlich agile Ernährungsberaterin erklärte mir anhand der Ernährungspyramide der DGE, was ich wann essen sollte und in welchen Mengen. Möglichst drei Hauptmahlzeiten und nachmittags wäre ein Stück Kuchen kein Problem. Außerdem sollte ich zuckerhaltige Getränke weglassen und weiter walken gehen – das wäre bei meiner Körperfülle für meine Gelenke das Beste, neben Schwimmen oder Aquagymnastik. Ich hätte ihr am liebsten eine geklatscht und sagte ihr, dass ich das alles wüsste und ein hoffnungsloser Fall wäre. Mit meinen ständigen Diäten und der Bulimie hätte ich meinen Stoffwechsel ruiniert; deswegen wurde ich immer dicker. Natürlich musste ich weniger essen, als ich verbrauche, aber zu wenig war doch auch nicht gut, wegen dem Hungerstoffwechsel, oder nicht? Sie spürte meine Verzweiflung. Ohne es zu wollen, hatte ich ihr Mitleid geweckt. Sie schlug mir einen Spaziergang vor, um mir mehr zu erzählen, denn ich musste sehr viel lernen.

Bevor sie losschwebte und ich neben ihr herrollte, holte sie aus ihrer Schreibtischschublade eine Tafel Schokolade heraus und bot mir ein Stück an. Nein, ganz falscher Film! Ich war im Büro einer superschlanken Ernährungstante, die der dicken, verzweifelten Muddi mit zu viel Schwungmasse Schokolade anbot. Zack hatte sie ein Stück im

Mund. Ich auch. Obwohl diese Bitterschokolade nicht so mein Ding war, tat sie mir gut. Das ist so gemein, dass schlanke Menschen Schokolade essen können. Ich muss nur eine Tafel sehen und erfreue mich an tausend neuen Fettzellen. „Miss Schoki“, wie ich diese schokoladige Schönheit ab sofort nannte, bemerkte, dass ich mir die Schokolade nicht gönnen wollte. Ich hatte sofort ein schlechtes Gewissen. Meine Fettzellen sollten ausgepresst werden und ich verfressenes dickes Mutterschiff futterte dieses süße Gift in mich rein. Wieso konnte ich nie Nein sagen? Ich war ziemlich sauer auf mich. Mal wieder.

Wir gingen hinaus in die Mittagssonne und steuerten den Feldweg in Richtung Pferdekoppel an. Mein Selbstwertgefühl bekam jedes Mal einen Knick, wenn ich neben schlanken Frauen herwatschelte. Miss Schoki spürte mein Unbehagen und meine Unsicherheit. Um mich aufzumuntern, erzählte sie mir eine Geschichte über Schokolade: Schokolade ist gar nicht böse und macht auch nicht dick. Kein Lebensmittel macht dick. Kein Lebensmittel ist böse. Man darf alles essen – abgesehen von Lebensmitteln, bei denen die Industrie ihre Finger zu sehr im Spiel hat. Schokolade ist sogar gesund, wenn es die richtige ist und sie nicht wie Butterbrot verschlungen wird. Weiße Schokolade fällt aus diesem Raster raus, denn das Gute schlummert in der Kakaobohne. Je mehr davon in dieser Verführung voll zartem Schmelz steckt – das beginnt ab einem Kakaoanteil von 70 % –, umso besser. Mehr Kakao bedeutet auch weniger Platz für Zucker. Man sollte sie nie essen, wenn man Hunger hat. Sie ist zum Genießen da. Während Miss Schoki mir diese wundervollen Dinge erzählte, überlegte ich die ganze Zeit, ob am Nachmittag ein Kinderprogramm auf dem Plan stand, denn ich wollte unbedingt in den nächsten Supermarkt und mir SCHOKOLADE kaufen. Mein Körper braucht sie, dachte ich.

Heißhunger auf Schokolade, erklärte sie weiter, geht mit einem Mangel an Magnesium und Tryptophan einher. Aus Tryptophan bildet der Körper das Glückshormon Serotonin; deswegen macht Schokolade glücklich – im übertragenen Sinn. Das ist aber noch lange kein Grund, sich selbst oder seine Kinder mit Schokolade zu trösten, wenn sie sich wehgetan haben. Gegen Herzschmerz hilft sie auch nicht weiter. Doch, sie hilft weiter! Nach dem kleinen Stück dieser dunklen Sünde, die nun keine mehr war, ging es mir viel besser. Miss Schoki meinte, dass der Spaziergang hierfür verantwortlich wäre. Bewegung macht glücklich. Um durch Schokolade eine Serotonin-Spaßparty im Oberstübchen zu feiern, müsste ich einen großen Karton davon essen.

An diesem Nachmittag fuhr ich in den Supermarkt und kaufte mir mehrere Tafeln Schokolade mit verschieden hohen Kakaoanteilen. Ich musste erst meine Sorte finden, was eine echte Herausforderung darstellte. Bemerkenswert war, dass ich es immer schaffte, eine ganze Tafel Vollmilchschokolade zu vernichten. Bei der dunklen Schokolade war das vollkommen anders. Vom hochprozentigen Glücksimport genügten wenige Stückchen.

Miss Schoki und ich vertieften unsere Gespräche und ich durfte in ihrer Ernährungsberatung und bei langen Spaziergängen durch den Ruhrpottwald meinen Wissenshunger stillen. In meinem Kopf ging ein Lämpchen an, das endlich Licht in die undurchsichtigen Ernährungsmythen, die sich über die Jahre in meinem Kopf angesammelt hatten, brachte. Der Anfang war gemacht. Ich bekam Hunger und Durst auf das Wissen über Ernährung. Es war eine ganz neue Welt, die sich mir da offenbarte. Wie ein großes Puzzle setzte ich nach und nach die kleinen Teile zusammen.

Hunger war das Stichwort. Ein starkes Hungergefühl muss nicht unbedingt etwas mit Essen zu tun haben. Es gibt auch den Hungerdurst. Der Körper braucht dringend Flüssigkeit und schickt eine Wüstenbotschaft ins Gehirn. Wenn der kleine oder große Hunger kommt, genügt oft ein Glas Wasser.

Deshalb war Miss Schoki immer mit ihrer Wasserflasche unterwegs. Sie war der Meinung, dass die meisten Menschen zu wenig und das Falsche trinken – was auch ein Grund ist, weshalb sie zu viel essen. Es gibt nur eine richtige Wahl bei Getränken: WASSER. Aaaaah, pfui, Gänsewein? Der schmeckt doch nach nüschd! Den durfte man doch wenigstens zur Hälfte mit Apfelsaft verdünnen? Nööö, zu viel Zucker! Stimmt, die Insulinachterbahn. Miss Schoki meinte, dass ich mich schon an den Gänsewein gewöhnen würde, an Apfelsaftschorle hätte ich mich schließlich auch gewöhnt. Man kann jede Gewohnheit auch wieder umkehren, man braucht nur Geduld. Wenn man Wasser gut gekühlt trinkt, hat es sogar negative Kalorien. Der Körper muss es aufheizen und dafür braucht er Energie, das heißt Kalorien. Meine Ernährungstante hatte auf jede meiner Fragen eine Antwort. Mein Lämpchen im Kopf glühte und ich wollte noch mehr wissen. Beim Thema Stoffwechsel wurde es etwas komplizierter. Sie machte mir jedoch verständlich, dass mein Stoffwechsel weder eingeschlafen noch kaputt war. Ich würde nur den Mythen, den sogenannten Fettlogiken, glauben.

Obwohl ich an diesem Abend zu viel Rotwein mit meinen lustigen Kurmädels getankt hatte, konnte ich vor lauter Aufregung nicht gleich einschlafen. Ich dachte über meinen Stoffwechsel nach. Ich geriet oft in Panik, wenn ich über eine zu lange Zeit zu wenig gegessen hatte, da ich dem Mythos verfallen war, dass zu wenig essen dick macht. „Man darf nie unter dem Grundumsatz essen, sonst bunkert der Körper alles, was er bekommt." Das war einer der Glaubenssätze, die ich verinnerlicht hatte. Ich wusste weder, wer ihn verkündet hatte, noch hatte ich ihn je hinterfragt. Vielleicht war mein angeblich kaputter Stoffwechsel auch nur eine bequeme Ausrede für mich, warum die Gewichtsabnahme nicht funktionierte. Ich ging davon aus, dass ich mir meinen Stoffwechsel durch die vielen Diäten und die Bulimie längst kaputt gemacht hatte und mein Grundumsatz der von einer Maus war.

Miss Schoki erklärte mir das so: Der Stoffwechsel ist die Gesamtheit aller biochemischen Prozesse, die uns am Leben erhalten. Puh, nicht so viel Biologie! Das Schulfach mochte ich auch nicht. Miss Schoki versuchte es noch mal: Der Körper muss funktionieren und braucht Energie, damit Körperfunktionen wie die Atmung, die Gehirnleistung, der Herzschlag, der Stoffwechsel, die Aufrechterhaltung der Körpertemperatur und die Verdauung problemlos ablaufen können. Jetzt hatte ich es verstanden. Was ich nicht gewusst hatte, war, dass der Grundumsatz völlig unwichtig ist. Meinen Körper interessiert sein Grundumsatz nicht! Es ist ihm gleichgültig, ob ich über oder unter dem Grundumsatz Kalorien zuführe. Der Gesamtumsatz spielt die entscheidende Rolle. Dieser muss unterschritten werden. Kaloriendefizit heißt das Zauberwort, denn wenn mein Körper Energie braucht, die er nicht in Form von zugeführten Kalorien bekommt, holt er sie sich aus den Fettzellen – vorausgesetzt, man hat genug von den Reserven. Sie warnte mich: Mein Körper kann auch meine Muskeln anknabbern. Das kann ich verhindern, indem ich genügend Eiweiß esse und meine Kraftwerke trainiere.

Miss Schoki war so schlau. Ich konnte ihr lange fasziniert zuhören. Der Körper benötigt alle wichtigen Nährstoffe – Vitamine, Mineralien, Spurenelemente, auch gute Fette und vor allem Eiweiß –, um den Laden am Laufen zu halten. Das ist ihm wichtig. Na, das hätte er doch mal sagen können! Vielleicht hätte ich auf meinen Körper hören sollen, denn Heißhunger und Appetit haben nichts mit Verfressenheit und mangelnder Disziplin zu tun, sondern sind meistens die Hilfeschreie des Körpers bei einer Mangelerscheinung.

Das war doch nicht so schwer. Weniger Kalorien reinschaufeln, dazu noch einige bewegt verbrennen und schon nahm man ab. Das klang ganz einfach und logisch. „Was ist denn nun mit dem Hungermodus?", drängelte ich weiter und der Spaziergang nahm kein Ende. Die Antwort war: Den Hungermodus – auch Hungerstoffwechsel genannt – gibt es nicht, solange man genügend Fettreserven hat. Es ist ein Mythos, der glauben lassen will, dass der Körper keine Energie mehr hat, um die Prozesse ablaufen lassen zu können, und deswegen die Abnahme blockiert. Doch es ist reichlich Energie da, und zwar in den Fettzellen. Erst ab einem Körperfettanteil von ca. 5 %, bei Frauen ein wenig mehr, reagiert der Körper mit starken Anpassungen, um die letzten Fettreserven behalten zu können.

Einen gelungenen Vergleich entdeckte ich Jahre später in dem Buch „Fettlogik überwinden" von Dr. Nadja Hermann. Die gespeicherte Energie in unseren Fettzellen kann wie eine Vorratskammer verstanden werden, in der die lange haltbaren Grundnahrungsmittel, wie beispielsweise Kartoffeln, Nudeln und Mehl, gelagert werden. Bestimmte Lebensmittel, die sich nicht lange halten, muss man frisch kaufen, wie Obst, Gemüse, Salat und Joghurt. Einen großen Teil der benötigten Energie kann man über die eingelagerten Vorräte decken.

Im Grunde war es ganz einfach und ich hatte mir den Beweis selbst vor Jahren geliefert. Wenn es den Hungermodus tatsächlich gäbe, hätte ich in meiner schlimmen Phase der Bulimie zu- statt abnehmen müssen. Nicht nur das. Dann wäre es unmöglich, dass Menschen verhungern. Es ist demnach ausgeschlossen, nur kleinste Mengen an Kalorien zu verzehren und dabei nicht abzunehmen oder gar zu „bunkern“. Das bisschen, was der Körper an Energie bekommt, verbraucht er. Dabei gibt es lediglich eine Einschränkung: Wichtig ist, den Körper mit allem zu versorgen, was er braucht. Mir wurde klar, weshalb ich während einer Wundercrashdiät immer so müde und ausgelaugt war. Ich dümpelte regelrecht vor mich hin und bemerkte nicht, dass ich unter anderem einen Eiweißmangel hatte. Das war der Grund – neben einem Mangel an Nährstoffen – für meine Schlappheit, Müdigkeit, pickelige Haut und brüchigen Nägel. Ich hatte nie meine Eiweißversorgung im Blick. Anstatt ängstlich an einen kaputten Stoffwechsel zu denken, hätte ich auf Mineralien, Vitamine, Fette und Eiweiß achten sollen. Dieser Mangel und der daraus resultierende Heißhunger hatten meine Abnahme behindert.

Nun hatte ich verstanden, wie Abnehmen theoretisch ging. Unabhängig davon, für welche Diät oder Ernährungsweise ich mich entscheiden würde, es funktionierte immer gleich: durch ein Kaloriendefizit. Was auch immer eingespart werden soll – Kohlenhydrate, Fett oder beides –, an Eiweiß darf nicht gespart werden. Genauso wenig an Gemüse. Die Kohlsuppendiät, die nur zerkochtes Gemüse liefert, fiel somit raus. Die hatte ich auch längst schon hinter mir. Mit durchschlagendem Erfolg. Ich wusste, wie viele Fliesen mein Badezimmer hat, und der Kohlgeruch kroch aus jeder meiner Poren. Saftkuren, shakige Formula-Diäten, einseitige Diäten … Ach, die Liste war lang. Eines fiel mir sofort auf: Sämtliche Diätkonzepte, die sehr einseitig waren, liefen unter der Rubrik „Crashdiät mit leeren Versprechungen“. Darauf fiel ich nicht mehr rein. Vielseitig musste es sein.

Bevor ich Miss Schoki in den Feierabend verabschiedete, musste sie mir noch begreiflich machen, weshalb ich immer nach einem Abnehmerfolg wieder an Flauschigkeit zugelegt hatte. Das ging doch nicht nur mir so. Auch das war schnell erklärt. Überraschung! Es war nicht der berühmt-berüchtigte Jo-Jo-Effekt. Den gibt es in diesem Sinne nicht. Er ist nur ein Rückfall in alte Gewohnheiten, vor allem in das alte Essverhalten. Da ich vor einer Diät über meinem Kalorienbedarf gegessen und diese Energie „für schlechte Zeiten“ – also die nächste Diät – in den Fettzellen gespeichert hatte, war es eine selten dumme Idee von mir, nach einer Diät genauso weiterzumachen wie vorher. Weil ich nach wochenlanger Abstinenz während der Diätphase endlich wieder alles essen konnte, was ich wollte, und mich mit Essen für meinen kleinen Abnehmerfolg belohnte, brachten die verlorenen Kalorien gleich noch ihre Freunde mit und feierten die nächste Fettspeicherparty. Ein Fest konnte nun auch Miss Schoki feiern, denn ich ließ sie gehen. Am nächsten Tag konnte ich sie weiter ausfragen. Wenigstens mich begeisterte das.

Jahre später verstand ich den Satz „Diäten machen dick!" von Patric Heizmann. Ich sollte keine Diät machen, sondern musste meine Ernährung umstellen, und zwar für immer. Ich durfte nie wieder so essen wie bisher, denn dann würde ich noch dicker werden. Das war leichter gesagt als getan.

Meine ambitionierte Ernährungsberaterin hatte sich mit mir viel vorgenommen – oder ich mit ihr. Ich wusste noch lange nicht alles über das Thema Ernährung. In der Schule wurde ich mit derart unwichtigen Dingen zugemüllt, die ich nie wieder brauchen würde. Die furchtbare Kurvendiskussion in Mathematik hätte man anhand meiner flauschigen Kurven führen sollen. Ein Schulfach zum Thema Ernährung hätte mich weitergebracht. Die vielen übergewichtigen Kinder in der Kur auch. Ich wusste genau, wie sie sich fühlen, wenn ihnen bei der kleinsten Bewegung die Puste ausgeht und sie an den Kletterstangen unten kleben bleiben. Die

Decke der Turnhalle wird zum unerreichbaren Ziel und alle um sie herum lachen, lästern, ärgern sie und geben ihnen schreckliche Spitznamen. Warum sollen sie sich durch Schule, Studium und Praktikum quälen, wenn sie aufgrund ihrer Fettleibigkeit mit Anfang 50 in den Vorruhestand gehen müssen, weil sie zu krank sind, um bis zur Rente zu arbeiten? So viele kleine Pfambels, die ich am liebsten alle geknuddelt und ihnen ins Ohr geflüstert hätte: „Ich weiß, wie du dich fühlst. Aber weißt du was? Egal wie du aussiehst, du bist ein wundervolles Kind. Du bist wertvoll und du wirst deine Chance bekommen, etwas zu ändern." Wie genau das gehen sollte, wusste ich noch nicht. Doch ich war bereit, es zu lernen.

Während ich mich in den Kuralltag einlebte, warme Ölbäder nach anstrengenden Walkingrunden genoss und jeden Nachmittag mit meiner überglücklichen Tochter ungeschickt Tonklumpen verunstaltete, traf ich mich regelmäßig mit Miss Schoki. Hin und wieder hatte ich das Gefühl, dass sie vor mir flüchten wollte. Sie gab mir einen Stapel Fachbücher mit, die ich lesen sollte. Ich war jedoch der Meinung, dass es besser war, ihr zuzuhören, als neun Bücher in den verbleibenden zwei Wochen zu lesen. Dafür hatte ich zu viele Kuranwendungen. Das musste sie so hinnehmen.

In meinen diätgeschwängerten Frauenzeitschriften hatte ich immer vom Pushen des Stoffwechsels mit diversen Mittelchen gelesen – von Apfelessig über Chili bis hin zu grünem Tee. Da lachte Miss Schoki, als ich ihr diese vermeintliche Weisheit in ihrem Büro offenbarte, und sagte: „Wenn du das alles zusammen trinkst und Chiliflocken drüberstreust, kannst du den Marathon unter zwei Stunden laufen.“ Sehr witzig! Ab sofort wollte ich diese bunten Lügenblättchen nicht mehr kaufen. Das Geld investierte ich lieber in Schokolade. Zumindest bestätigte sie mir, dass Chili durchaus eine Wirkung hätte. Man müsste öfters mal thailändisch essen. Diese Wirkung kannte ich. Es brannte immer zweimal. Miss Schoki wendete ein: Das Einzige, das den Stoffwechsel wirklich ankurbelt, ist Sport. Richtiger Sport. HIIT-Training, das hochintensive Intervalltraining, ist *der* Geheimtipp unter den Fettverbrennungsmethoden. Was Stoffwechsel, Schilddrüse und Seele wirklich guttut, ist hin und wieder ein opulentes Essen, wenn man vorher oder nachher auf die Essbremse tritt.

Sie gab mir noch mehr wertvolle Tipps mit auf den Weg. Auf die Eiweißmenge sollte ich achten, damit ich keine Muskeln verliere. Sie riet mir zu mindestens einem Gramm pro Kilo Körpergewicht. Falls ich mich zu Sport aufraffen könnte, sollte ich mehr Eiweiß essen. Gemüse und Salat sollten bei keiner

Mahlzeit fehlen. Vom Gänsewein sollte ich ausreichend trinken – ohne Apfelsaftzusatz. Die Kohlenhydrate am Abend einzuschränken, wäre keine schlechte Idee. Wie sollte es anders sein, legte sie mir dringend ans Herz, meinen dicken Hintern zu bewegen. Wenigstens einen langen Spaziergang pro Tag würde ich mit meinem Opa-Hund doch hinbekommen, dazu noch Sport und dann würde sie mich in einem Jahr nicht wiedererkennen, wenn ich ihr ein Erfolgsfoto schicke. Der Gedanke, dass ich ihr im nächsten Frühling ein Bild mailen soll, auf dem ich „erschlankt“ bin, gefiel mir ausgesprochen gut.

Miss Schoki hatte noch einen letzten Rat. Ich sollte beim Arzt meine Schilddrüse untersuchen und meine Hormonwerte testen lassen. Der Östrogenwert sei wichtig. Huch, jetzt wurde es aber kompliziert. Sie meinte, der Arzt würde wissen, was zu tun ist. Außerdem sollte ich nicht in Panik verfallen, wenn ich plötzlich nicht mehr abnehme und das Gewicht stagniert – trotz einer gesunden Ernährung mit einem moderaten Kaloriendefizit. Das ist ganz normal, denn wenn weniger Kalorien als benötigt zugeführt werden, kann man nicht zunehmen. Das ist ein physikalisches Gesetz. Falls ich einmal in einer Plateauphase – einem Gewichtsstillstand – stecke, soll ich einfach weitermachen. Nicht irritieren lassen und nicht alles hinschmeißen und womöglich noch das große Frustfressen beginnen. Einfach entspannt und geduldig weitermachen. Gewicht sinkt, wenn man die Daten in eine Skala einträgt, nie stetig, sondern in kleinen Zickzackkurven. Die Tendenz nach unten ist dabei das Entscheidende.

Ich wusste es. Dieses Miststück von Frau Bodenschlampe lügt, wenn sie keinen Gewichtsverlust anzeigt oder gar eine Zunahme, obwohl man längere Zeit unter dem Gesamtumsatz geblieben ist. Die Waage zeigt alles an, auch eingelagertes Wasser. Weshalb der Körper Wasser einlagert, kann viele Gründe haben, doch mir das zu erklären, hätte den zeitlichen Rahmen gesprengt. Ich musste nur eines wissen: Ein Kilo Körperfett sind umgerechnet ca. 7.000 Kalorien. Wenn ich täglich 500 Kalorien unter meinem Gesamtumsatz esse, nehme ich in 14 Tagen ein Kilo Fett entspannt ab. Wenn ich mich aufraffen könnte, mich mehr zu bewegen, würde es schneller gehen und ich hätte noch weitere positive Effekte. Meine Laune würde sich bessern, die Haut straffer werden und meine Gelenke würden es mir danken.

Ab sofort war ESSEN ERLAUBT! Der ganze Abspeckfrust schien erst einmal vergessen. Ich musste das Essen neu lernen. Vor allem als Ex-Bulimia war das entscheidend. Ich wusste bis zu meiner

Kur nicht, wie man sich richtig ernährt. Meine Miss Schoki legte einen Schalter in meinem Kopf um, wofür ich ihr auf ewig dankbar sein würde. Ich hoffte, dass nun die Zeit gekommen war, unbeschwerter essen zu können. Ganz ohne Druck, ohne schlechtes Gewissen und ohne Angst vor Frau Bodenschlampe.

Der Tag unserer Abreise war auch gleichzeitig der Tag der Neuanreise. Ich sah viele Kinder und ihre Mütter - dieses Mal auch einige wenige Väter -, die ihr Leben entschleunigen und Frau Bodenschlampe den Kampf ansagen mussten. Ich fühlte mich gestärkt, aufgetankt und war überglücklich, meine Tochter wieder lachend zu erleben. Für Frau Bodenschlampe lief es nicht so gut; sie musste mir ein Minus von drei Kilo bescheinigen. Ging doch! Das Wissen, dass ich meinen Stoffwechsel nicht ruiniert hatte, machte mich sehr froh. Die Schranke im Kopf war weg. Ich konnte nun weitermachen mit dem Abnehmen. Die kleine Gewichtsabnahme sollte nur der Anfang sein. Die Erkenntnis, was ich alles falsch gemacht und welchen Mythen ich Glauben geschenkt hatte, ohne sie zu hinterfragen und ohne darüber nachzudenken, war ein Quantensprung für mich. Meine Miss Schoki hatte ein Samenkorn gepflanzt und es lag nun an mir, ob ich es gieße oder in der Erde verrotten lasse.

Es war eine sehr schöne Zeit, die viel zu schnell verging. Begeistert und voller Dankbarkeit machte ich einen letzten Spaziergang mit Miss Schoki und erzählte ihr fröhlich von meiner Abnahme, die ich ganz ohne Hunger und Verzicht geschafft hatte. Trotz zuckrigem Joghurt am Morgen und viel zu viel Rotwein. Mit einem bunten Blumenstrauß und einer Tafel dunkler Schokolade verabschiedete ich mich von ihr. Ich bedankte mich für den Unterricht und den nötigen Tritt in meinen breiten Hintern. Die Schokolade sollte sie aufmuntern, denn sie würde mich bestimmt vermissen. Ich denke, dass sie froh war, endlich mehr Freizeit zu haben. Ich war eine sehr wissbegierige Schülerin und war ihr zu oft auf den „Keks" gegangen.

Es dauerte eine Ewigkeit, bis mein Auto beladen war. Es war zu keiner Naturkatastrophe gekommen und ich packte meine Globetrotter-Ausrüstung für den Ruhrpottwald wieder ein. Nun hieß es zurück ins alte Leben. Ich freute mich nur auf meinen Hund Rocco; mehr Grund zur Freude hatte ich nicht. Allerdings wusste ich, dass sich einiges ändern musste – vom Abnehmen einmal abgesehen. Die Mutter-Kind-Kur veränderte mein ganzes Leben.

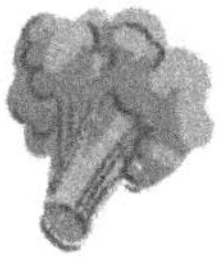

Pfambel im Futterdschungel

Die Rückfahrt von der Mutter-Kind-Kur ins alte Leben war eine Zerreißprobe für meine Nerven. Ein Großteil der Erholung fiel Staus im Platzregen zum Opfer. Besonders nervend waren hysterische Autofahrer mit aggressivem Fahrstil und Dauerlichthupe im Terminstress kurz vorm Herzkasper. Da nützte die schnellste, auf Hochglanz polierte Hightechkarre nichts – Stau ist Stau.

Ich klebte mich entspannt hinter Lkws und hörte eine „Filly Pferde"-Hörspiel-CD nach der anderen, abwechselnd mit dem „Töröööööö" von Benjamin Blümchen. Eine andere Wahl hatte ich nicht. Kinder haben auf langen Autofahrten viel Macht über ihre Eltern. Irgendwann ist man derart entnervt, dass man Verbotenes aus purer Verzweiflung erlaubt: gegen den Vordersitz treten, Kekskrümel verteilen, mit dem Spucke-Keks-Gemisch die Scheiben zuschmieren. Hinzu kamen auslaufende Trinkflaschen, die man unter der Rubrik „auslaufsicher“ teuer auf Hausfrauen-Einkaufspartys erstanden hatte, und schreckliche Hörspiel-CDs mit Dauergedudel und piepsigen Stimmen in Eididei-Babysprache. Ich hatte Glück. Der kleine blonde Trotzkopf erlag seinem Zuckerrausch und schlief ein. Zeit für Metallica – natürlich leise und mit heruntergeregeltem Bass, damit die Ruhe auf dem Rücksitz erhalten blieb.

Stunden später hatte auch diese Fahrt ein Ende und wir rollten im „alten Leben“ ein. Mein Hund im Rentenalter verschlief unsere Ankunft in der Hundepension. Neben seiner Arthrose war er auch noch taub. Ich streichelte ihm über sein ergrautes Fell und meinte, ein Lächeln zu sehen. „Frauchen hat mich doch nicht vergessen“, sagte sein treuherziger Blick. Meine Tochter – wiedererwacht und voller Energie – schmiss sich auf den dicken Hund und kuschelte ihn zurück in den Hundekorb. Zu Hause angekommen wollte ich mich nach einem starken Kaffee und der Begutachtung von Wohnung, Garten, dem leeren Kühlschrank und dem immer noch brechend voll beladenen Auto direkt wieder zurück in die Kuridylle verschiffen. Den Einkauf erledigte ich sofort und der bunt gefüllte Kühlschrank glich dem Werbefoto eines

Promis, der mit einem neuen, noch nie da gewesenen Ernährungskonzept Geld verdienen will. Es dauerte drei Tage, bis das Auto leer, entmüllt und geputzt war, die Wäscheberge vernichtet, der Hausstand samt Globetrotter-Ausrüstung für den Ruhrpottwald verstaut und der Rasen gemäht war.

Die Nachbarn bemerkten schnell, dass wir wieder für Küchentischgespräche bereitstanden, und luden sich voller Neugierde zum Kaffee ein. Nun war auch der letzte Hauch der kurigen Erholung verpufft und mir war bewusster denn je, was Jo-Jo-Effekt heißt: Rückfall ins gewohnte Leben. Ich wollte nur noch weg. Zurück zu meiner Miss Schoki und mit ihr bei einem Stück Schokolade Gespräche über Ernährung führen.

Ach ja, da war ja noch was ... Ernährung! Ich wollte, sollte und musste mich um mein neues „Hobby" kümmern, bevor der Alltag mich wieder in seinen Fängen hatte. Der erste Topf Spaghetti war bereits gekocht. Es musste eben schnell gehen; ich hatte so viel zu tun. Die Salatbar der Kurkantine vermisste ich sehr. Deswegen kaufte ich im Shoppingkanal einen Gemüseschneider mit unzähligen Möglichkeiten, Gemüse in mundgerechte Häppchen zu verwandeln. Nun stand vielen Gemüsepfannen, herrlichem Ofengemüse und knackigen Salaten in sämtlichen Variationen nichts mehr im Weg. In unserer Kurinsassinnen-WhatsApp-Gruppe erfuhr ich, dass es den anderen flauschigen Muddis nicht anders erging. Einige waren dermaßen euphorisch, dass sie die Haushaltskasse gesprengt und sich eine vielseitige Küchenmaschine von einem Staubsaugerhersteller gekauft hatten. Diesen Wunderkessel hatte ich längst, zusammen mit dem dazugehörigen Kochbuch für die „Leichte Küche". Leichter wurde ich dadurch auch nicht, jedoch war er ein nützlicher Küchengeselle.

Bei der ersten Unterhaltung mit Frau Bodenschlampe verkündete sie einen leichten Gewichtsanstieg von 800 Gramm. Das konnten Wassereinlagerungen sein oder doch wieder Körperfett, denn meine alten Essgewohnheiten wollten mich wieder um den Finger wickeln. Ich musste dringend ein Abspeckprogramm finden, damit ich dickes Mutterschiff Ballast abwerfen konnte. Die Suche begann im Internet. Miss Schoki hatte mir zu einem geführten Programm geraten, das Sport beinhaltet, viel Gemüse und Bewegung, möglichst in einer Gruppe, da dies motiviert.

Ich warf einen Blick auf die Seite des ältesten Abnehmnetzwerks aus dem Land der unbegrenzten Kleidergrößen. Das Konzept basiert darauf, dass vor allem ballaststoff- und eiweißreiche Lebensmittel gegessen werden, die eine niedrige Energiedichte und einen geringen Fettgehalt haben und gut sättigen. Anstatt Kalorien werden Punkte gezählt. Das könnte ich Mathegenie gerade noch hinbekommen, dachte ich. Es gab die Möglichkeit, ein Onlineprogramm zu buchen oder an regionalen Gruppentreffen teilzunehmen. Da ich kein Geld für einen Babysitter übrig hatte, entschied ich mich für das kostenpflichtige Onlineprogramm. Anhand meiner Körperdaten – Größe, Gewicht und Alter – wurden meine Tagespunkte ermittelt. Wenn ich zusätzlich Sport machte, wurden mir Bonuspunkte geschenkt und ich durfte mehr essen. Das hörte sich doch gut an. Meinen Tempel der Flauschigkeit einmal richtig durchschütteln und schon wurde ich mit mehr Essen belohnt. Das gefiel mir. Dieses Programm war außerdem keine Diät, sondern sollte die Ernährung langfristig umstellen. Ich war optimistisch, dass dies funktionieren könnte. Andere hatten auch Erfolg damit. Ich sollte und wollte keine Crashdiäten mehr machen, denn die ließen mich andicken.

Miss Schoki schrieb ich eine E-Mail und teilte ihr meinen neuen Weg zum Wohlfühlgewicht mit. Sie antwortete, dass dies „nicht schlecht" sei, und fragte, welche Art der Bewegung ich wählen wollte. Die Gassirunden mit meinem Opa-Hund fielen nicht unter das Prädikat „stoffwechselanregend". Ich sollte mir etwas suchen, das mich ordentlich aus der Puste bringt. Als ich kurze Zeit später mit meinem Hund Rocco am Fitnessstudio vorbeischlich, sah ich einen Aushang für neue Kurse: Zumba und Tae Bo. Das könnte die Lösung sein! Gruppenzappeln im örtlichen Fitnessstudio, das nur einen Steinwurf von meiner Wohnung entfernt lag und in dem ich ohnehin schon lange Mitglied war. Wie sollte es anders sein, war ich eine dieser „Karteileichen“. Brav zahlen und regelmäßig das Training ausfallen lassen. An den ausgehängten Kursen durften Mitglieder ohne Zuzahlung teilnehmen. Dann war diese Muckibude mit schlechter Musik doch noch zu etwas gut! Ich meldete mich direkt für beide Kurse an und löste die sportlichen Zusatzpunkte meines neuen Ernährungsprogramms gegen „richtige“ Schokolade ein – noch vor dem Sport.

Dieses Zumba kannte ich aus der Werbung. Aerobic zu lateinamerikanischer Musik. Es machte Spaß, meine wuchtigen Hüften kreisen zu lassen, und meine Fettschürze wurde zu Latin Salsa durchgeschüttelt. Ich kaufte mir eine rote Zumba-Hose in XXL. Warum auch immer schnallte man sich ein Hosenbein bis zum Knie hoch. Nur eines! Das wollte ich nicht, denn meine Wade in Übergröße musste ich nicht herzeigen, außerdem hätte ich mir vor jedem Training wenigstens ein Bein rasieren müssen.

Der Chef des Fitnessstudios freute sich, mich wiederzusehen. Er erkannte mich mit meiner neuen Schwungmasse fast nicht wieder. Ein Jahr zuvor hatte ich mich zum Ringeltanz an den Geräten angemeldet. Da war ich weniger aufgedunsen. Er witterte ein Geschäft – vielleicht war es wirklich nur gut gemeint – und verkaufte mir Proteinpulver, das sich hinter dem Tresen auftürmte. Wenigstens einmal am Tag, möglichst nach dem harten Training, sollte ich einen Eiweißshake trinken. Dadurch würden die Muskeln regenerieren und Heißhunger würde gar nicht erst entstehen. Nun verstand ich endlich, dass Protein und Eiweiß dasselbe sind. Klingt nur wertvoller. Auch er riet mir zu Tae Bo, da das dem Sportgedanken näherkäme als das „lateinamerikanische Gehopse". Ein echter Bodybuilder eben. Für ihn musste Training anstrengend und schweißtreibend sein. Es musste brennen; erst dann fühlte es sich gut an. Aha! Ich wollte doch keine Muskeln wachsen lassen, nur Fettzellen auspressen. Doch ich saß sehr gerne an der Bar der Muckibude und beobachtete die „harten Kerle" beim Pumpen mit verzerrtem Gesicht und tropfnassem Muskelshirt. Sie tranken auch immer Eiweißshakes – literweise.

Die Punktezählerei der Gewichtswächter begann, mich zu nerven. Es reihten sich die Tage aneinander, an denen ich keine Lust hatte, meine Punkte ins Onlineprogramm einzutragen. Im Forum der Punktefetischisten fühlte ich mich nicht wohl. Zu viele hochnäsige „alte Hasen“ und angebliche Ernährungsexperten, bei denen mir jede meiner Fragen lächerlich erschien. Ich kündigte wieder. Das war nicht mein Weg.

Bei meinem nächsten Besuch im Fitnessstudio fragte ich eine Mitarbeiterin, welches Ernährungsprogramm sie mir empfehlen könnte. Ich hätte beinahe meinen ersten Tae-Bo-Kurs verpasst, weil sie im überschwänglichen Redefluss landete und mir seltsame Wörter an den Kopf knallte: ketogene Ernährung, Ketonkörper und Laurinsäure. Ich verstand nur Bahnhof. Kurz bevor ich in den Fitnessraum rollte, sagte sie noch, ich solle mich einfach bei den Kohlenhydraten zurückhalten. Das verstand ich. Insulin war das Zauberwort. Tae Bo war mir auch nicht fremd. Ganz so unwissend war ich dann doch nicht. Meine Mutti hatte VHS-Kassetten davon. Es war die Zeit meiner Knechtschaft als Hotelfachfrau im Sternebunker, als sie eine sehr harte und nervenaufreibende Arbeit hatte, mit einem bösen Chef. Er ließ sie täglich viele Überstunden machen und ärgerte sie mit fiesen Sprüchen. Als sie nach einem 12-Stunden-Arbeitstag nach Hause kam, machte sie das anstrengende Sportprogramm von Billy Blanks, seinerseits der Erfinder des Tae Bo – einer Fitnesssportart, die

Elemente aus Karate und Kickboxen mit Aerobic zu schneller Musik verbindet. Dabei trat meine Mutti ihrem Chef in Gedanken in die männlichen Weichteile und reagierte ihren Frust ab. Das tat ihr sehr gut.

Frust hatte ich genug. Das war gut, denn ich stieg mitten im Kurs ein. Meine neue Fitnesslehrerin machte das ganz anders als Billy Blanks und ich spürte, dass sie keine richtige Lust auf diesen Sport hatte. Es stellte sich heraus, dass sie begeisterte Aerobic-Tante war. Für Tae Bo fehlte ihr die Leidenschaft. Im Gegensatz zu ihr hatte ich diese, denn es machte mir großen Spaß. Ich war trotz meinem ausgereiften Körper sehr beweglich und konnte ganz gut mithalten. Noch am selben Abend bestellte ich mir im Internet, während ich meinen Eiweißshake schlürfte, die neuesten Tae-Bo-DVDs. Derart sportlich war ich schon lange nicht mehr gewesen. Nun musste ich nur noch den „Heiligen Gral“ der Ernährung finden. Es gab so unglaublich viele Programme von selbst ernannten Gurus, dass die Auswahl enorm war. Ich erinnerte mich an die wichtigsten Tipps von Miss Schoki: am besten ein geführtes Programm mit Sport, kaum bis keine Kohlenhydrate am Abend und eine Gruppe für die notwendige Motivation. Den Konsum von Kohlenhydraten einzuschränken, hatte mir auch die Bardame in der Muckibude geraten – so weit ich sie verstehen konnte mit ihrem sportlichen Kauderwelsch. Sie musste es wissen. An ihr sah ich zum ersten Mal einen weiblichen Sixpack in natura. Puh, den hatte ich auch, nur gut versteckt unter der ausgebeulten Fettschürze. Ich hatte immerhin eine Schwangerschaft hinter mir! Später erfuhr ich, dass sie zwei Kinder hat. Sie hatte bestimmt gute Gene.

Das nächste Ernährungsprogramm ließ auf sich warten. Irgendetwas störte mich immer. Dank Miss Schoki hatte ich nun verstanden, wie Abnehmen funktioniert, und ich durchschaute die Tricks der Vermarkter. Welchen seltsamen Namen sie ihrem angeblich revolutionären Programm auch verpassten, es wurde immer an Fett oder an Kohlenhydraten gespart oder an beidem, um das magische Kaloriendefizit zu erreichen. Entweder gab es irgendwelche Shakes und Pillchen dazu oder ein Rezeptbuch mit vorgefertigtem Speiseplan für die nächsten Wochen.

In dieser Zeit versuchte ich, mich wie in der Kur zu ernähren, nur gesünder. Das Gemüse schnippelte ich mit meiner neuen Errungenschaft aus dem Shoppingkanal in mundgerechte Häppchen und bemühte mich, weniger Nudeln zu essen – was mir nur selten gelang. Abends begnügte ich mich mit Salat und Hühnerbrust oder Thunfisch im eigenen

Saft oder auch Putenschnitzel und Ei. Das Naschen vor dem Fernseher konnte ich dann doch nicht sein lassen. Nervennahrung, Belohnung, Appetit – ich fand immer einen Grund. Besonders nach dem Sport hatte ich immer einen Mordshunger. Ich dachte, da ich viele Kalorien weggehüpft und weggekickt hatte, wäre der Extrasnack nun locker drin. Böser Fehler! Was ich nicht wusste, war, dass Sport dick machen kann. Man überschätzt den Kalorienverbrauch beim Sport und es gibt keinen Grund, die mühsam verbrutzelten Kalorien direkt wieder einzusaugen, außer in Form von Eiweiß.

Trotz allen Bemühungen änderte sich nicht viel an meinem Gewicht. Es ging ein bisschen rauf und wieder etwas runter. Das alles war nicht zufriedenstellend. Ich war der Meinung, dass ich mich gesund ernährte, und angeblich sollte man sich dadurch besser fühlen und kleine Wehwehchen würden verschwinden. Es verschwand gar nichts. Weder überflüssige Kilos noch meine pickelige Haut. Meine ständigen Kopfschmerzen blieben mir auch erhalten, ganz zu schweigen von meinem gereizten Darm und die Neurodermitis wurde auch nicht besser. Wozu der ganze Stress mit diesem Sport, dem Gemüse und den Shakes? Dieser eklige Eiweißshake aus der Muckibude wanderte in den Müll. Der war so mit Süßstoffen überladen, dass er mir einfach nicht schmeckte. Wahrscheinlich lag es daran, dass ich kaum noch Cola light trank und sich mein Geschmackssinn verändert hatte. Vor der Kur hatte ich jeden Tag eine große Flasche davon getrunken. Miss Schoki hatte mich zu Gänsewein verdonnert. Ich gewöhnte mich daran. Anfangs gab ich immer weniger Apfelsaft dazu, nach einigen Wochen konnte ich auch diesen weglassen. Gewohnheiten lassen sich ändern. Ich musste nur lernen, geduldiger zu sein.

Mein Töchterchen musste auch einige Gewohnheiten ändern: Sie wurde eingeschult. In dieser Zeit war ich von dem ganzen Thema Ernährung und Sport etwas abgelenkt. Die Fotos vom Schulanfang belegen das leider. Mein Bauch ragte über den Busen hinaus. Prima! So weit war es schon gekommen mit dem dicken Pfambel. Nach dem plötzlichen Tod meiner Oma, die ein viel zu schwaches Herz und einen immer zu hohen Blutdruck hatte, erbte ich ihren schwarzen Trenchcoat in Größe 48. Das hätte ich nie gedacht, dass ich im Alter von 35 Jahren in die Kleidung meiner Oma passen würde.

Gewöhnungsbedürftig war auch mein nächstes Abspeckprogramm. Wohlgemerkt war es keine Diät, sonst hätte ich es nicht gemacht. Das Prinzip war simpel: Alle Kohlenhydrate sind böse und werden strikt gemieden. Sogar Obst ist verboten. Milch und Molkereiprodukte auch – wegen dem

Milchzucker. In wenigen Wochen sollte ich sexy gemacht werden. Das war von Anfang an zum Scheitern verurteilt. Auch hier gab es ein Frühstück. Das war mal wieder sehr wichtig, um die Fettverbrennung anzuregen, und bestand täglich aus Eiern. Ob gekocht, gerührt oder als Omelett – jeden Morgen standen Eier auf dem Tisch. Für das Rührei mit Champignons gab es sogar ein Anleitungsvideo. Ich war überrascht, was man doch alles in einem Onlinecoaching lernen konnte. Als hochwertige Kohlenhydrat- und Eiweißquelle durfte man sehr oft Bohnen essen. Chili con Carne ohne Mais – da der zu viel Zucker enthält – stand sehr oft auf dem Speiseplan. Auch zu diesem Programm gehörte eine Community der selbst erklärten Ernährungsexperten und ich hatte den Eindruck, dass neue Mitglieder mit ihren Fragen nicht willkommen waren.

Das Beste war der „Ladetag“. An einem Tag in der Woche – bei mir war es der Sonntag – durfte ich alles essen, was ich wollte. Zeit für Spaghettipartys mit anschließendem Eisinferno! Ich verstand den Sinn dahinter allerdings nicht. Erst spart man sechs Tage viele Kalorien ein und verteufelt jeden Apfel, um am siebten Tag dann alles im Übermaß zu essen. Es hatte etwas mit den Glukose- und Leptinspeichern zu tun. Was auch immer das war, ich entdeckte es später. Der Sonntag war jedenfalls toll und herrlich verfressen.

Nach drei Wochen war das Thema durch und das Geld für das Programm weg. Ich konnte lange Zeit keine Eier mehr sehen. Ich mochte sie sehr, obwohl mich Oma immer vor dem bösen Cholesterin gewarnt hatte. Aber diese Eierorgie war selbst mir zu viel. Ich hätte die Eiergerichte alle abends essen können, auch die doppelte Menge, doch als bekennender Frühstücksmuffel stieß ich mit diesem Programm an meine Grenzen.

Bemerkenswert war, wie sehr mir der Verzicht auf Zucker zugesetzt hatte. Man könnte es als Entzug bezeichnen. Wirklich alles, was man irgendwie mit Zucker in Verbindung bringen konnte, war verboten. Beeindruckend war indessen, dass sich trotz den vielen Bohnen mein Darm beruhigte. Meine Gesichtshaut verbesserte sich und auch meine Neurodermitis wurde erträglicher. Das Lämpchen in meinem Oberstübchen glühte wieder. Das war das erste Mal, dass ich merklich einen positiven Effekt durch eine Ernährungsumstellung spürte. Ich hatte auch zwei Kilo verloren, obwohl ich diese „Fresstage“ am Sonntag zelebriert hatte. Frau Bodenschlampe meinte, dass es vermutlich nur Wasser war, doch meine rote Zumba-Hose quetschte mein geburtsfreudiges Becken nicht mehr ganz so sehr ein wie noch vor einigen Wochen. Obwohl ich fettreich gegessen hatte – und Fett immerhin 9 Kalorien pro Gramm liefert –, hatte ich an Umfang abgenommen und auch leicht an Gewicht. Ich war begeistert. Ab sofort wollte ich meine Ernährung nicht mehr anderen überlassen, sondern selbst in die Hand nehmen. Ich begann, meinen Wissenshunger weiter zu stillen.

Eines war klar: Die Ernährungsprogramme waren allesamt gut und ich hatte dabei immer etwas gelernt. Nur „mein" Programm war bislang nicht dabei. Ich war eben anders und wollte mir nichts verbieten und vorschreiben lassen und auf nichts verzichten müssen. Menschen sind verschieden, vor allem wenn es um die Ernährung geht. Wenn es so leicht wäre, dann würden wir alle schlanker sein in unserem Schlaraffenland. Mich machte es traurig und zugleich wütend, dass wir uns ständig über unsere Luxuspfunde Sorgen machten, die uns sogar krank machen konnten, und unsere Fäkalien mit Trinkwasser in die Kanalisation spülten, während in anderen Teilen der Erde Menschen verhungern und verdursten mussten. Ich empfand große Dankbarkeit, in Deutschland leben zu dürfen, und machte es mir zur Aufgabe, Lebensmittel um vieles mehr zu schätzen und achtsamer damit umzugehen. Allerdings auch mit meinem Körper, denn ich hatte die Möglichkeit, ihn mit guten Lebensmitteln zu versorgen, und ich hatte auch viel über Ernährung gelernt.

In den letzten Jahren hatte ich auf meiner Reise durch den Ernährungsdschungel Bekanntschaft mit Kohlenhydraten und Fetten gemacht. Es gab viele unterschiedliche Meinungen dazu. Die Front der Wissenschaftler, Ärzte und Ernährungsexperten war sich darüber nicht einig. Das verwirrte mich und anscheinend stand ich damit nicht alleine da. Ich ersparte es mir, weitere Bücher und Fachartikel mithilfe von Duden und Brockhaus zu entziffern, und fragte Menschen, die ihre Erfahrungen damit gemacht hatten. Foren im Internet halfen mir zu dieser Zeit sehr weiter wie auch meine neuen Sportfreunde in der Muckibude. Aus den Erlebnissen und Erfahrungen anderer zu lernen und dieses Wissen nach und nach umzusetzen, erwies sich als hervorragende Strategie.

Es drehte sich anscheinend alles um die sogenannten Makronährstoffe: Kohlenhydrate (Carbs), Fette und Eiweiße. Mit den „guten" und „schlechten" Kohlenhydraten begann ich. Die No-Carb- bzw. Low-Carb-Gruppen und die Verfechter der ketogenen Ernährung auf Facebook brachten Licht ins Dunkel. Kohlenhydrate gibt es in vielen Varianten. Manche schmecken süß. Das ist einfach, denn hier geht es irgendwie um Zucker. Manche schmecken erst süß, wenn man lange darauf rumkaut, wie zum Beispiel die Stärke in Brot und Kartoffeln. Ballaststoffe sind ebenfalls Kohlenhydrate, gleichzeitig aber unverdauliche Faserstoffe und für einige Bakterienstämme im Dickdarm wichtig, da sie bei der Regeneration der Darmwand helfen. Zuckeralkohole wie Xylith liefern ungefähr die Hälfte an Kalorien im Vergleich zu Haushaltszucker. So weit, so gut. Im Grunde wollte ich nur wissen, welche mir guttun und von welchen ich besser die Finger lassen sollte. Ganz auf Kohlenhydrate verzichten wollte ich nicht. Die Antwort kam mir bekannt vor. Gemüüüüüse, die tolle Knolle, Vollkorngetreide, Hülsenfrüchte und Obst waren ab sofort meine Favoriten.

Die „guten" Kohlenhydrate lassen unseren Blutzuckerspiegel nicht hochschnellen, da weniger Insulin ins Blut geschickt wird. Die „schlechten" Kohlenhydrate sollte ich weglassen. Aus Vollkornmehl wird Auszugsmehl. Da ist nichts Gutes mehr drin. Der Vollkornreis wird derart poliert, dass die Randschichten mit den guten Nährstoffen entfernt werden. Zuckerrohr und Zuckerrüben werden ausgekocht, gereinigt und auskristallisiert, dass nichts Wertvolles mehr übrig bleibt – nur der konzentrierte Haushaltszucker. Alles ist lange haltbar und hält sich noch länger auf den Kuschelhüften. Miss Schoki hatte mich davor gewarnt. Nichts essen, wenn die Industrie ihre Finger zu sehr im Spiel hat. Jetzt wusste ich, was sie damit gemeint hatte: Teig- und Backwaren aus Zucker und Weißmehl, Süßigkeiten, Ketchup und Steaksoßen, Fertigprodukte in Pulverform und Tiefkühlkost, Softdrinks, Fruchtjoghurt mit minimalem Fruchtanteil, sämtliche bunt verpackten Kinderessen, sogar Wurst und einfach alles, worin die Extraportion Zucker versteckt ist.

Beim Wocheneinkauf hieß es ab sofort Inhaltsstoffe prüfen. Ich merkte schnell, dass ich von dem riesigen Warensortiment im Schlaraffenland-Supermarkt nur noch einen Bruchteil kaufen konnte. Dieser Industriezucker mit den bösen Kohlenhydraten versteckte sich sehr „raffiniert" in vielen Lebensmitteln und wurde von mir ab sofort gemieden. Er lieferte bloß leere Kalorien. Wenn ich schon auf mein Kaloriendefizit achten musste, dann sollten es mir diese großen und kleinen Zuckerbomben nicht vermasseln. Naturbelassen war das Stichwort. Ich hatte das zuckrige Problem erkannt. Die Umsetzung war nicht ganz so einfach.

Im Jahr 2013 ging ich meiner Umwelt ziemlich auf den gezuckerten Keks, denn ich fragte alle um mich herum, die sich mit gesunder Ernährung beschäftigten, wie sie sich ernähren. Eiweißbrot war ein ganz großes Thema und es wurde zu meiner neuen Lieblingsbeschäftigung, Rezepte für das schlanke Brot ohne Auszugsmehl zu tauschen und nachzubacken. Die gekaufte Variante war häufig zu fettig und oft mit dem umstrittenen Soja versetzt. Im Fitnessstudio nervte ich meine sportlichen Freunde mitten in ihrem Training, während sie vor sich hin pumpten, und machte mich nicht beliebt damit. Arnie, ein muskulöser Kerl Mitte 50, schickte mich zurück auf den Barhocker. Dort sollte ich warten, bis er zum Eiweißshake dazukommen wollte.

Es dauerte nicht lange und meine Unterrichtsstunde begann mit: „Du nervst hier ziemlich rum. Aber gut, dass du etwas ändern willst. Je weniger du dich bewegst, desto weniger Kohlenhydrate brauchst du.“ Das war hart, dennoch logisch. Kohlenhydrate, also Zucker in jeglicher Form, die man nicht wegzappelt, werden gespeichert und machen kuschelig. Ich sagte ihm, wie schwer es mir fiel, alles, was schmeckt, wegzulassen – wie ich es im letzten Ernährungsprogramm machen musste. Arnies Ratschlag lautete: „Ersetzen.“ Brot gegen Eiweißbrot auszutauschen, wäre ein guter Anfang. Meine geliebten Spaghetti konnte ich aus Zucchini und Karotten mit einem Gemüseschäler oder einer kleinen Maschine selbst herstellen und statt Reis in meiner Küchenmaschine einen Blumenkohl klein schrabbeln. In Butter und etwas Wasser gedünstet und mit Salz und Muskat gewürzt wäre das eine feine Sache. Arnie verstand was vom Kochen. Ich war überrascht. Gegen Kartoffeln war nichts einzuwenden, solange ich sie nicht abends und möglichst nur vorgekocht aß – am besten vom Vortag, wegen der resistenten Stärke. Zu guter Letzt bekam ich noch einen Tipp für ein neues Eiweißpulver. Bevor wir über Fette sprechen konnten, begann mein Zumba-Kurs, für den er nur ein müdes Lächeln übrig hatte.

In einem Forum fand ich einen Beitrag über diese seltsame resistente Stärke. Es wurde diskutiert, ob sie erhalten blieb, wenn man stärkehaltige Lebensmittel, wie Reis, Nudeln und Kartoffeln, wieder aufwärmt. Ach, es waren also nicht nur Kartoffeln! Es ist genauer genommen die retrogradierte Stärke. Ein Teil der Stärkemoleküle lagert sich durch das Abkühlen nach dem Garvorgang um und es bilden sich kristalline Bereiche, die vom Darm nicht aufgespalten werden können und wie Ballaststoffe unverdaut ausgeschieden werden. Erneutes Erwärmen ändert daran nichts. Das heißt nun nicht, dass Pommes frites und Bratkartoffeln bedenkenlos vertilgt werden können. Allerdings ist die resistente Stärke gutes Futter für die Darmbakterien im Dickdarm und der Blutzuckerspiegel wird nicht so stark erhöht. Das waren gute Argumente dafür, in Zukunft Kartoffeln und Reis einen

Tag vorher zu kochen. Bei meinen geliebten Spaghetti sah das leider anders aus. Die schmeckten mir aufgewärmt dreimal so gut und ich hätte mich noch weniger beherrschen können. Mein inneres Kind, das kleine Pfambel, verkroch sich schmollend. Keine Spaghettipartys mehr – und schon gar nicht mitten in der Nacht.

Ich war noch nicht so weit, dass ich den gemeinen Haushaltszucker einfach weglassen konnte. Ich musste ihn ersetzen. Ahornsirup, Honig und Kokosblütenzucker kamen für mich nicht infrage, denn die sind im Grunde nichts anderes als Zucker. Die Produkte mit Stevia, die ich testete, waren alle geschmacklich ein Reinfall. Meine Lösung war eine Stevia-Pflanze. Ein Blättchen aus dem Garten in meinen geliebten Pfefferminztee und er wurde köstlich süß – ohne lästigen Nachgeschmack und ohne Kalorien. Für den Kaffee wurde Erythrit meine erste Wahl. Das hat sich bis heute nicht geändert. Dieser Zuckerersatz sieht aus wie Zucker, lässt jedoch das Insulin nicht ausströmen, da er keine Kohlenhydrate liefert und ganze null Kalorien hat.

Mit Frau Bodenschlampe traf ich mich immer mal wieder zum Gespräch unter vier Augen im Badezimmer. Sie war deutlich freundlicher als früher. Auch ich wurde gelassener und ruhte mehr in mir.

Zumba und Tae Bo gehörten fest zum Programm und ich begann, einen kleinen Teil meiner Flauschigkeit zu verlieren. Meine jahrelangen Verdauungsprobleme wurden etwas besser. An meinen Oberarmen hatte ich seit vielen Jahren einen schuppigen und juckenden Hautausschlag, eine Form der Neurodermitis. Selbst im Schlaf kratzte ich mir diese Stellen blutig und keine sogenannte Wundercreme vom Hautarzt konnte helfen. Mit der geänderten Ernährung heilte die Haut besser und ich hatte deutlich weniger Juckreiz. Meine Kopfschmerzen plagten mich immer noch, wenn auch nicht mehr ganz so stark. Die Zeiten, in denen ich ohne Schmerzmittel nicht in den Tag starten konnte, waren zumindest vorbei. Ich hatte das Gefühl, in die richtige Richtung voranzukommen.

Einige Zeit später traf ich mich mit Arnie, dem Muskelprotz, an der Bar der Muckibude für meine Lektion zum Thema Fett. Miss Sixpack half ihm mit seiner schweren Schülerin. Ich hatte bis dahin gemeint, dass man mit Fett sparsam sein sollte, denn es liefert immerhin die meisten Kalorien. Das sei gar nicht das Problem, entgegnete Arnie. Dafür ist Fett ein Geschmacksträger und sättigt gut. Nur die Kombination mit Kohlenhydraten – vor allem den „bösen" – ist kritisch, weil der Körper erst versucht, diese zu verbrennen, und das Fett auf den Kuschelhüften abspeichert, wenn man es nicht verbraucht. Deswegen ist eine Art Trennkost sinnvoll. Das kannte ich von „Schlank im Schlaf“ und Herrn Pape. Abends sollte das Eiweiß mit Fett gegessen werden, aber ohne Kohlenhydrate. Miss Sixpack fragte mich, welches Fett ich zum Kochen benutzen würde. Ich war stolz, dass ich fettreduzierte Margarine verwendete und Sonnenblumenöl zum Braten und für Salate. Ich hatte eigentlich ein Lob erwartet, weil ich auf Pflanzenfett Wert legte. Das soll doch gut sein. Die beiden rollten die Augen. Ob ich zu viele Frauenzeitschriften lesen würde. Fett ist grundsätzlich nicht böse. Erst als es zum Todfeind der schlanken Linie verteufelt und der Geschmack stattdessen durch Zucker und Geschmacksverstärker aufgehübscht wurde, sind viele Menschen so richtig dick geworden. Das ist doch ein Gerücht! Nee, ich solle mal über den großen Teich ins Land der unbegrenzten Kleidergrößen blicken. Immerhin war diese „Fettarmwelle“ von da zu uns rübergeschwappt. Gab es eigentlich irgendwas, das ich in den letzten Jahren richtig gemacht hatte?

Meine Mutti benutzte auch nur fettreduzierte Margarine, zum Braten die cremige aus der Flasche, und sie hatte sich Keramikpfannen aus dem Shoppingkanal gekauft, für ein Braten ohne Fett. Ich verwendete Eisenpfannen und brauchte immer eine Menge Sonnenblumenöl, damit nichts anbrennt. Mein ehemaliger Küchenchef hätte mir die Ohren lang gezogen, wenn er mich mit Keramikpfannen gesehen hätte. Damals wurde mit geklärter Butter, auch bekannt als Ghee, gebraten, aber die gönnte ich mir zu dieser Zeit nicht. Bei mir ging es so weit, dass ich mir Pillen kaufte, die das Fett im Magen aufsaugten und zum Teil unverdaut wieder abtransportierten. Die Fettblocker. Das unverdaute Fett wollte auch manchmal raus, wenn man nicht gerade auf dem Thron saß. Der Fettstuhl. Schön war das nicht. Welch Glück, dass ich keine weißen Hosen trug. Als Pfundsfrau trägt man Schwarz, denn Schwarz macht schlank. Meine neuen Lehrmeister Arnie und Miss Sixpack hielten von solchen Pillen nichts. Sie nahmen auch welche, aber die hatten seltsame Namen, wie D3, K2 und Magnesium. Ich verstand das nicht. Der K2 war ein Berg und Magnesium kannte ich als Mg aus dem Periodensystem in Chemie. Die beiden erzählten mir etwas von Fettsäuren und Omega 3.

Das Verhältnis von Omega 3 zu Omega 6 ist wichtig bei Fetten. Billige Pflanzenöle wie Sonnenblumen-, Distel- und Maiskeimöl beinhalten zu viel Omega 6, das Entzündungen im Körper fördert – die über die Jahre krank machen können. Omega 3 hingegen bekämpft Entzündungen und kommt in Oliven-, Hanf- und Leinöl sowie in Nüssen vor.

Kokosöl eignet sich zum Braten und Backen sehr gut, wenn es hochwertig ist. Ich könne es auch zur Körperpflege benutzen, fügten die beiden als Tipp hinzu. Kokosöl enthält Laurinsäure, die Viren und Bakterien unschädlich macht. Ich dachte direkt an meine Neurodermitis. Die wollte ich endlich loswerden und brauchte diese Tropenschmiere.

Arnie mutmaßte, dass die Angst vor Fett die Menschen fett gemacht hatte. Von Natur aus fettreiche Lebensmittel sind auch oft reich an Eiweiß, wie Lachs und Käse. Er riet mir, meine Margarine in den Müll zu werfen und das schlechte Öl gleich hinterherzupacken. Butter wäre auch gut und lecker. Seine Rühreier würden ihm nur in Butter gebraten schmecken. Ich erinnerte mich an die köstlichen Rühreier von Oma, in Speck gebraten. In meiner Familie – die ohne jeden Zweifel der gleichen Eier-Cholesterin-Panik unterlag wie der Rest von Deutschland – gab es Eier nur sonntags. Bei Mutti gekocht, bei Oma mit Speck gebraten. Deswegen frühstückte das kleine Pfambel sonntags immer bei Oma und Opa. Außerdem gab es bei Oma die gute Butter aufs Brötchen und keine eklige Margarine. Tierische Fette seien besser als ihr Ruf. Ich sollte nur darauf achten, dass nicht alles in Fett schwimmt. Die Dosis machte das Gift – wieder einmal.

Miss Sixpack outete sich als Liebhaberin von Sauce hollandaise, natürlich selbst gemacht. Da konnte sie am Abend einen großen Berg Gemüse verdrücken, denn mit der buttrigen Eiersoße wäre das ein Highlight, dazu ein großes Stück Wildlachs. Ich fragte sie, was es dazu noch geben würde, und dachte an Kartoffeln oder Reis. Nüschd! Sie wollte ihren Sixpack behalten und nicht unnötige Kalorien in Form von Kohlenhydraten futtern. Eiweiß und Fett machten sie lange satt und der Sixpack werde in der Küche gemacht, nicht in der Muckibude. Das überraschte mich. Ich hätte nicht gedacht, dass diese beiden Sportfreaks mit einem minimalen Körperfettanteil gerne fettig essen. Am nächsten Tag steuerte ich einen Biomarkt an und legte mir die Extraportion Omega 3 zu. Preiswert war es nicht, aber wenn mein Auto das beste Öl bekam, damit der getunte Motor lange schnurrt, dann durfte ich mir das auch zugestehen und meinem Töchterchen noch mehr.

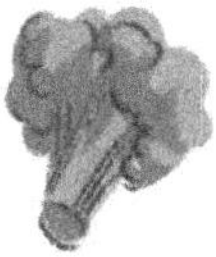

Pfambel und die starken Kerle

Der 1. März 2014 war ein entscheidender Tag für mich und meine Fettzellen. Ich schaute mir im Fernsehen zum ersten Mal Patrics Show „Ich bin dann mal schlank“ an. Brüllend vor Lachen lag ich vor der Flimmerkiste und ihm zu Füßen. So viel Wahrheit verpackt in Humor hatte ich noch nie erlebt. Diese Show beinhaltete Infos und Tipps und war eine Kombination aus Fachkompetenz und hohem Spaßfaktor. Comedy mit Nährwert. Ein wunderbares Training für meine Lachmuskeln. Einen Satz fand ich besonders spannend: „Erfolg hat drei Buchstaben: T-U-N.“ Das war mir nicht neu. Wer einmal in einem großen Konzern unter englischer Leitung gearbeitet hat, der kennt ihn von einem überdrehten Motivationstrainer, während man eigentlich nur an seinen Feierabend denkt. Dieses TUN auf den eigenen Körper zu beziehen, war eine Fortbildung für mein Gehirn. Ich musste aus alten Mustern ausbrechen und es endlich richtig angehen.

Als Patric über Eier sprach, die er ohne jeden Zweifel mochte, ging das Lichtlein in meiner Schaltzentrale wieder an. Nicht nur ich glaubte, zu wissen, dass Eier viele Kalorien hätten und das böse Cholesterin anschwellen ließen. Deswegen hatte ich sie bis dahin nur mit schlechtem Gewissen essen können. Auch Omas Weißkitteldoktor hatte das immer gesagt, also musste es stimmen. Patric erklärte, wie die ganze Eier-Cholesterin-Panik zustande gekommen war: Im frühen 20. Jahrhundert führte ein russischer Wissenschaftler an Kaninchen ein Experiment durch und gab ihnen wochenlang Eigelb zu futtern. Bei den armen Tierchen gingen die Lichter aus. Kein Wunder, denn in der freien Natur würden diese Hardcore-Veganer niemals Eigelb essen. Dieses Ergebnis übertrug er dann eins zu eins auf den alles fressenden Menschen. Panik machte sich breit und zu viele Eier zu essen, wurde als gefährlich angesehen – wegen dem erhöhten bösen Cholesterin. Dabei war daran die Kohlenhydratmast schuld. Dank Patrics Show konnte ich endlich unbeschwert Eier essen, ganze Eier. Also ohne Schale, aber mit Eigelb.

Ich wusste nicht mehr, welches Model damit angefangen hatte, das Eigelb wegzuschütten und Rührei nur aus Eiweiß zuzubereiten, um Fett und Kalorien zu sparen. Ich machte es damals jedenfalls nach. Schmeckte nicht und sah eklig aus. Meinem Hund Rocco gab ich regelmäßig Eigelb – für schönes, glänzendes Fell. Ich aß es nicht und kaufte lieber überteuerte Silikonshampoos für meine abgestumpften Haare. Aber nun konnte ich endlich Eier essen, viele Eier. Das morgendliche Eiertrauma vom Abspeckprogramm mit Eierzwang hatte ich längst überwunden. Wie ich eben so bin, übertrieb ich es und spielte Sylvester Stallone aus dem Film „Rocky“ nach. Rohe Eier sind echt nicht lecker und sehr glibberig. Gekocht und gebraten schmecken Eier deutlich besser. Arnie lachte laut, als ich ihm davon erzählte. Auf so eine Idee wäre er auch noch nicht gekommen und die Salmonellen hätte ich auch nicht bedacht. Ich sollte es doch bei Eiweißshakes belassen.

Zusammen mit Patrics Show entdeckte ich auch sein Buch „Ich bin dann mal schlank – die Erfolgsmethode“, das ich förmlich verschlang. So viel Wissen, das ich mir über die Jahre mühsam zusammengesucht hatte, stand geballt in diesem Buch. Ich war begeistert. Der witzige Typ sollte mal ein Abspeckprogramm machen. Er wusste doch, wie es geht.

Zum nächsten Besuch in der Muckibude nahm ich mein neues Buch mit, um es Arnie und Miss Sixpack zu zeigen. Sie hatten die Show auch gesehen. Fitnessfreaks trainierten auch gerne ihre Lachmuskeln, wie es schien. Eine flauschige Muddi aus meinem Zumba-Kurs lieh sich das Buch direkt aus. Beim nächsten Kurs wollte ich es wiederhaben. Es war dann mal weg – für immer. Ich sah weder sie noch mein Buch jemals wieder. Karma, Fräulein! Es kommt alles wieder zurück. Gutes und Schlechtes. Ich verbandelte mich via Facebook mit Patric und das war, wie sich später herausstellen sollte, mein großes Glück.

Im Sommer 2014 lag mein Gewicht bei 85 Kilo und ich war nicht mehr so kompakt. Ganz ohne hungern, aber mit vielen Eiern und weder Kohlenhydraten noch Rotwein am Abend, dazu viel Gänsewein ohne Apfelsaft. Mir ging es besser und ich hatte mir selbst bewiesen, dass mein Stoffwechsel nicht kaputt war und es den Hungermodus auch nicht gab. Hin und wieder trackte ich meine Lebensmittel mithilfe einer App, um zu kontrollieren, dass ich mich unter meinem Gesamtumsatz bewegte, und um sicherzustellen, dass ich genügend Eiweiß zu mir nahm. Meiner Miss Schoki schickte ich das versprochene Bild vom verschlankten Pfambel. Sie schrieb mir zurück, dass sie mich nicht wiedererkennen würde, fragte nach meinem

Opa-Hund Rocco und ob wir noch im Schneckentempo unterwegs wären. Nun musste sie mich wieder auffangen.

Rocco war bereits 14 Jahre alt und seine Arthrose ließ ihn sehr leiden. Der Termin zur Erlösung meines treuen Begleiters war gemacht. Es war eine schreckliche Zeit, zu wissen, dass es nur noch wenige Tage bis zum Abschied waren. Miss Schoki fand tröstende Worte und war sich sicher, dass wir uns hinter der Regenbogenbrücke wiedersehen würden. Das war das letzte Mal, dass ich mit ihr Kontakt hatte. Sie stand kurz vor der Auswanderung nach Norwegen. Ich hoffte für sie, dass es dort leckere Schokolade gibt. Richtige Schokolade!

Rocco verbrachte seine letzten Tage mit sehr starken Schmerzmitteln glücklich und zufrieden. Er durfte die leckersten Sachen fressen und lebte wie im Schlaraffenland. Unseren letzten Spaziergang machten wir an unserem Lieblingsort, dem See im Wäldchen. Er stapfte gemächlich durch das Wasser, die Abendsonne spiegelte sich im See und ich wusste, dass er Abschied nahm – Abschied vom Leben, Abschied von mir – und bereit war, zu gehen. Am nächsten Tag wurde er erlöst und schlief in meinen Armen ein. Ich war untröstlich und tief traurig. Für ihn hatte das Leiden ein Ende. Es wäre falsch gewesen, es nicht zu tun, aus Angst und

Egoismus. Rocco war für mich nicht nur ein Hund, sondern mein felliger Freund und treuer Begleiter, den ich sehr lieb hatte. Er war ein Teil meiner Familie. Ich hoffte, dass sich Vati, Oma und Opa nun um ihn kümmern würden. Seine Urne und sein Halsband sind mir, neben wunderschönen Erinnerungen, geblieben.

Wie das Leben so spielt, wechseln sich glücklicherweise traurige Momente mit schönen ab. Aufregende Zeiten kamen auf mich zu. Meine einst verloren geglaubte Liebe Chris platzte erneut in mein Leben und stellte es zum Glück auf den Kopf. Ich hatte meinen Traummann über Facebook wiedergefunden. Jetzt war die richtige Zeit für uns gekommen – zwölf Jahre später! Das grenzte an ein Wunder. Es war, als wäre die Zwangspause nie da gewesen. Es gab kein Halten mehr und wir machten genau da weiter, wo wir einst aufhören mussten. Ich beendete ohne Reue meine aktuelle Beziehung und zog mit meinem Töchterchen zu meinem Chris nach Baden-Württemberg. Mit der Kündigung in der Muckibude verabschiedete ich mich bei einem letzten gemeinsamen Eiweißshake schweren Herzens von Arnie und Miss Sixpack. Die neue Sorte, die nun verkauft wurde, konnte man ohne Brechreiz trinken. Ich stellte den beiden Chris vor und sie vertieften sich in gehaltvolle Gespräche.

Chris ist seit seiner Jugend sportlich. Als Kind war auch er flauschig, bis er im Alter von 16 Jahren das erste Fitnessstudio von innen sah. Kraftsport war und ist seine große Leidenschaft. In unserer Beziehung waren Ernährung und Sport von Anfang an ein großes Thema. Er trainierte nicht nur gerne und viel, sondern redete auch gerne. Vor allem über Sport, Eiweiß, Vitamin D, ketogene Ernährung, Eier und Motorräder. Da kam die nächste geballte Ladung Wissen auf mich zu und ich hatte wieder viel zu lernen. Ich erfuhr, wie enorm wichtig ein gesunder Vitamin-D-Spiegel ist. Mein Bluttest ergab einen starken Mangel. Meine Kopfschmerzen, Müdigkeit und Schlappheit hatten eine Ursache, die leicht zu beheben war. Ich vertiefte mich in das Buch „Gesund in 7 Tagen" von Dr. med. Raimund von Helden. Nun war mir klar, weshalb ich im Winter dauernd erkältet war, die jährliche Grippewelle nicht spurlos an mir vorbeizog und es mir speziell im Februar und März nicht gut ging. Es war, als hätte ich alle Viren und Bakterien eingeladen, bei mir zu bleiben, und mein Immunsystem streikte. Gerade in dieser Zeit waren meine Vitamin-D-Speicher leer gefegt und ich schleppte mich mies gelaunt nur noch voran.

Mein Töchterchen klagte häufig über Wachstums- und Kopfschmerzen. Ich informierte mich über das Sonnenhormon und erkannte, dass es unser Körper selbst über die UV-B-Strahlung herstellen kann. Dies geschieht in unseren Breitengraden allerdings nur von Mitte April bis September, wenn wir die Sonne ohne Sonnenschutzcreme an die Haut lassen. Wir füllten mit den von Dr. von Helden empfohlenen Kofaktoren Magnesium und Vitamin K2-MK7 unsere Vitamin-D-Speicher auf und hielten durch ein geeignetes Präparat einen gesunden Wert. Plötzlich ging die Sonne auf! Ich fühlte mich viel fitter und energiegeladener und viele meiner Beschwerden waren innerhalb weniger Wochen weg. Meiner Tochter ging es auch viel besser. Sie wurde ruhiger und ausgeglichener und hatte keine Wachstumsschmerzen mehr in den Beinen. Von ihrer besseren Laune profitierte die ganze Familie. Beginnende Pubertiere können die Geduldsfäden ihrer Eltern sehr strapazieren. Von nun an waren auch meine Phasen der Müdigkeit und der Dauererkältung im Winter vorbei. Da Vitamin D auch einen positiven Einfluss auf den Fettstoffwechsel hat, konnte ich nur noch grinsend auf Frau Bodenschlampe klettern, mittlerweile samt Brille, Schmuck und Unterwäsche. Ich wurde deutlich gelassener und machte einen weiteren wichtigen Schritt im Kampf gegen meine Kuschelhüften.

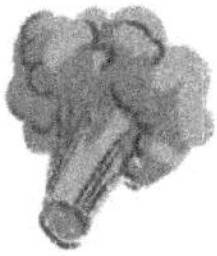

Pfambel und die Zuckersucht

Trotz allen Bemühungen und meinem Wissen über Ernährung war ich immer noch ein süßes Mädchen, ein Zucker- und Kohlenhydratjunkie. Die Süßigkeiten meiner Leibesfrucht waren vor mir nicht sicher. Wenn die Kollegen Geburtstagsrunden mit Kuchen, Muffins und Butterbrezeln warfen, vertilgte ich Unmengen. Bei den Hausfrauen-Verkaufsabenden mit Plastikschüsseln und Putzmitteln, Duftkerzen und kleinen Schlüpfern mussten die Gastgeberinnen immer extra viel auffahren, wenn ich dabei war. Im Restaurant futterte ich vor dem Salat das Brotkörbchen leer und das zweite gleich mit. Im Chinatempel brauchte ich grundsätzlich eine zweite Schüssel Reis; manchmal bekam mein Schatz noch ein Körnchen ab. Das musste sich ändern! Ich suchte eine Heilpraktikerin auf. Das war eine sehr gute Entscheidung. Ich lernte viel von ihr und sie kümmerte sich auch um meinen Darm.

Wenn man einmal überlegt und auf Lebensmittelverpackungen nachliest, wo überall Zucker in jeglicher Form drinsteckt, wird einem klar, dass man noch nicht einmal etwas für seine Sucht kann. Der Schwarze Peter geht an die Industrie. Das Fett wurde verbannt, aber irgendwie muss der Kram dann doch schmecken, also zuckert man nach. Unser Gehirn liebt Zucker, weil er schnell verfügbare Energie liefert. Ist der Blutzuckerspiegel dabei, in Richtung Keller zu schnellen, verlangt es Nachschub. Doch es ist nicht nur das Gehirn, das nach Zucker giert, sondern auch der Darm, vielmehr seine Bewohner, die Firmicutes. In seinem Buch „Essen erlaubt!" klärt Patric die geneigte Leserschaft amüsant über die kleinen Zuckerliebhaber auf.

Ab sofort gab ich dem Bakterienstamm der Firmicutes die Schuld. Sie bekamen Vermehrungsverbot und ihr Mietvertrag wurde fristlos gekündigt, da sie zu gerne Kohlenhydrate aßen. Das war Grund genug. Ich hatte mich immer als gute Futterverwerterin bezeichnet, denn ich brauchte nur ein Stück Kuchen zu sehen und nahm gefühlt ein Kilo zu. Dabei lag es wahrscheinlich an der Vermehrung der Firmicutes, die ich mit zu vielen Kohlenhydraten angefüttert hatte. Ich hatte auch immer den Ärzten vertraut und jedes verschriebene Antibiotikum eingenommen, ohne zu hinterfragen, ob es wirklich nötig war. Dabei tötete ich viele gute Darmbakterien ab und trug nichts zu ihrer Wiederbelebung bei. Richtig wäre gewesen, noch während der Einnahme des Antibiotikums ein Probiotikum zu nehmen, spätestens direkt danach, um die Bacteroidetes-Stämme - die guten Darmbakterien - wieder in die Überzahl zu bringen. Dasselbe galt nach Durchfallerkrankungen. Als ich das Thema bei meinem Arzt und Apotheker zur Sprache brachte, winkten diese ab. Es sei nur Geldmacherei mit diesen Milchsäurebakterien. Das sah ich anders - spätestens seit der Lektüre des hervorragenden Buchs „Darm mit Charme“ von Giulia Enders.

Im Darm befindet sich das sogenannte „darmassoziierte Immunsystem“, unser zweites Gehirn. Meine Heilpraktikerin kannte sich damit aus und führte eine Darmsanierung bei mir durch. Es wurde einmal eine Grundreinigung gemacht und ordentlich durchgeputzt. Die kohlenhydratliebenden Bakterienstämme wurden zwangsgeräumt und freundliche Mieter erhielten einen neuen Mietvertrag. Es tat auch gar nicht weh. Das Allerwichtigste, das ich selbst für meine kleinen neuen Bauchbewohner tun konnte, war, ihnen das richtige Futter zu liefern: Gemüse, Hülsenfrüchte, Obst, Haferflocken, Vollkornprodukte, Kartoffeln und Nüsse. In Zukunft hieß es nicht nur, weniger Kohlenhydrate in Form von Zucker und Weizenmehl zu vertilgen, sondern keine Fertigprodukte mehr zu essen, keine industriell verarbeiteten Lebensmittel mehr zu inhalieren und mich nur noch in guten Fetten zu ölen. Meine Darmretterin riet mir außerdem zu einem Zuckerentzug für einen Monat, da eine Darmsanierung in meinem Fall nicht ausreichen würde. Das bedeutete den Verzicht auf Getreide in allen Facetten, auf Milch und alle Milchprodukte sowie Zucker in jeglicher Form. Lediglich naturbelassene Lebensmittel – Gemüse, Fleisch, Fisch, Eier, Nüsse – und sehr viel Wasser waren erlaubt. Prost!

Sie wusste, es wäre anfangs hart, völlig auf Kohlenhydrate und vor allem Zucker zu verzichten, aber der Körper musste einmal komplett entwöhnt werden. Das würde auch eine zukünftige Ernährungsumstellung leichter machen. Sie war außerdem der Meinung, dass dann mein Reizdarm nicht mehr gereizt sein und meine Neurodermitis ruhen würde. Diese war nur an den Oberarmen, Ellen- und Kniebeugen vorhanden und ihrer Ansicht nach noch nicht sehr ausgeprägt, aber sie würde sich wahrscheinlich weiter ausbreiten. Eine schreckliche Vorstellung! „Hardcore-Entgiftung“ schrieb mir Arnie per WhatsApp, der damit seine Schuppenflechte und den Heuschnupfen erfolgreich bekämpft hatte.

Auf einen Familienbesuch im Erzgebirge folgte kurze Zeit später ein Besuch im Schwarzwald bei meinen Schwiegereltern in spe. Oder wie ich es nennen würde: Schlemmen einmal quer durch Deutschland, bis der Bauchnabel grinst. Wir wurden mit vielen Leckereien verwöhnt und genossen das sehr. Nach Grinsen war mir bald aber nicht mehr zumute. Meine Wehwehchen meinten, dass es zu viel gewesen war, und mir ging es nach der schönen Zeit richtig mies. Jetzt war ich endlich so weit. Mir ging es zu schlecht und nun wusste ich auch, was eine Migräne mit Aura ist. Schrecklich! Nach dem Zucker-Weizen-Inferno blühte meine Neurodermitis auf und der Juckreiz war unerträglich, vor allem nachts. Meine Bauchschmerzen und die ständige Suche nach einer Toilette nervten nur noch.

Mein Chris machte bei dem Projekt Zuckerentzug mit. So ist er eben – voller Unterstützung und Rückendeckung. Es würde mir leichter fallen, wenn ich es nicht allein durchziehen müsste, meinte er, denn mir stand die Panik ins Gesicht geschrieben. Die Vorstellung, dass ich einen ganzen langen Monat freiwillig auf sämtliche Getreidesorten, Schokolade, Quark, Joghurt und vieles mehr verzichten sollte, war gruselig. Andererseits versprach ich mir davon, dass ich danach alle Zipperlein los sein würde, inklusive meiner Gier nach Kohlenhydraten. Das war es mir wert. Augen zu und durch!

Wir ließen die Sättigungsbeilagen weg und ersetzten sie durch Gemüse. Das Frühstück fiel aus; das brauchten wir beide nicht. Aus Weizen- wurden Zucchininudeln, geschälter Reis wurde durch Blumenkohlreis ausgetauscht und auf Brot konnten wir ganz verzichten. Alles eine Frage der Gewohnheiten, die man ändern konnte. Im Internet und in Foren fand ich immer neue Rezepte und Kochideen. Ich ließ auch den Zuckerersatz Erythrit im Kaffee weg und die Stevia-Blättchen im Pfefferminztee, damit ich diesen süßen Geschmack nicht im Mund hatte. Zusätzlich tranken wir frisch gepresste Gemüsesäfte aus Gurken, Karotten, Roter Beete, Ingwer und Zitrone. Das war für mich zunächst unvorstellbar, aber sie waren lecker. Wir vertilgten viel Gemüse und Salat, gutes Fleisch, Eier von glücklichen Hühnern, Beeren und Nüsse. Dazu drei Liter Wasser pro Tag. Ich verwendete zum Braten Kokosöl und cremte damit auch meine juckenden Hautstellen ein. Für Salate und für die Extraportion Omega-3-Fettsäuren benutzte ich Oliven-, Lein- und Hanföl. Kein Getreide, keine

Milch und keine Molkereiprodukte landeten unter der Fettschürze.

Die ersten Tage waren hart und ich hatte Kopf- und Gliederschmerzen. Ich war müde und abgeschlagen. In Internetforen nannte man diese Reaktionen „Zuckergrippe“ oder auch „Low-Carb-Grippe“. Es waren klassische Entzugserscheinungen, wenn der Zucker fehlt. Chris hingegen ging es blendend. Er war fit, wach und energiegeladen. Er hatte den Zuckerentzug längst hinter sich. Im Gegensatz zu früher landeten nun nicht mehr nur Fette und Eiweiß in seinem Bauch, sondern auch viel Gemüse, was ihm sehr guttat.

Ich war geschockt, wie sehr mein Körper nach dem süßen Gift verlangte. Mit ausgedehnten Spaziergängen und Walkingrunden sorgte ich für die nötige Bewegung und einen klaren Kopf. Nach sechs Tagen war der Spuk vorbei. Mir ging es plötzlich großartig! Ich sprang morgens um vier Uhr frisch und munter aus dem Bett. Das musste ich auch, denn ich arbeitete zu dieser Zeit in einem kleinen Burghotel und bereitete das Frühstück zu. Mein Darm machte keine Zicken mehr, die Neurodermitis war abgeheilt, meine Gesichtshaut war makellos, die Kopfschmerzen waren weg und ich war fit wie ein Turnschuh. Ich hielt den Monat durch und war von dem Ergebnis beeindruckt. Einmal runderneuert, wie ein Autoreifen nach einem anstrengenden Winter. Mein Geschmackssinn hatte sich auch verändert. Alles Zuckrige schmeckte plötzlich viel zu süß. Ich nahm in diesem Monat fünf Kilo ab und Frau Bodenschlampe heulte. Dieses Gewicht hatte ich ewig nicht mehr gehabt. Die Wohlfühlzone zu verlassen, hatte sich gelohnt und ich war wieder um eine Erfahrung reicher. Nun wusste ich, was zu viel Zucker in all seinen Facetten anrichten konnte. Es war wichtig, die Ursache zu bekämpfen und nicht an den Symptomen rumzudoktern. Nach dieser Zeit war ich von meiner Nudelsucht endgültig befreit. Es gab danach nie wieder Spaghettipartys. Chips, zuckrige Süßigkeiten und sämtliche vermeintliche Leckereien interessierten mich nicht mehr. Selbst Gummibärchen nicht, die ich bis heute eklig süß finde. Es war unglaublich! Ich musste nicht widerstehen oder gegen meinen Appetit ankämpfen. Ich brauchte das alles einfach nicht mehr.

Meine Heilpraktikerin und mein Hausarzt waren ebenfalls über die Ergebnisse erstaunt. Wenn ich mich zurückerinnerte, wie ich kleines dickes Pfambel naschend vor der Flimmerkiste hockte und Cola trank, jede Mark in Softeis investierte und Jahre später eine 500-Gramm-Packung Spaghetti allein vernichtete, kam mir das nur noch befremdlich vor. Dieser Verzicht von kurzer Zeit war ein Gewinn für mein ganzes Leben. Ich war sehr beeindruckt, was man mit der richtigen Ernährung und Bewegung alles erreichen konnte. Mein Hunger nach Wissen musste unbedingt weiter gestillt werden und ich begann ein Fernstudium zur Fitnesstrainerin.

Nach unserem Zuckerentzug legten wir einen Alles-erlaubt-Tag ein und gingen essen. Nichts war verboten. Wir verdrückten ein großes Kalbsschnitzel mit Kartoffelsalat, dazu ein alkoholfreies Bier. Herrlich! Danach tauschte ich Weizen gegen für mich bekömmlicheres Dinkelvollkornmehl in Brot, Brötchen und Nudeln aus. Meine Heilpraktikerin hatte mir dazu geraten, denn Weizengluten wäre nicht gut für meine Haut. Neurodermitis konnte man nur „in Schach halten“, nie loswerden. Ich konnte auch wieder Milchprodukte essen, allerdings in überschaubaren Mengen. Eines meiner Lieblingsessen waren Pellkartoffeln mit selbst gemachtem Kräuterquark. Darauf wollte ich nicht verzichten, musste ich auch nicht. Die Menge war entscheidend. Ich speckte weitere drei Kilo ab, ganz unbeschwert. So hätte es weitergehen können. Hätte! Es kam natürlich anders.

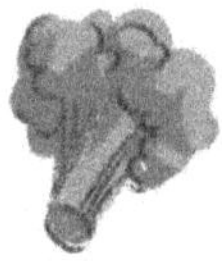

Pfambel im Pfundsstress

Nun hieß es Nestbau. Wir suchten uns ein Häuschen mit Garten in einem idyllischen Dörfchen. Ein zweites kleines Haus direkt nebenan gab es noch dazu. Immobilienkauf im Doppelpack. Das klang gut, war aber kein Grund zur Freude, denn als wir die Bruchbude von innen sahen, dachte ich nur an Abrissbirne und Bagger. Dafür war die Bausubstanz dann doch zu gut und wir entschieden uns, die alte Bude zu sanieren und später zu vermieten. Nebenbei wurde unser zukünftiges Domizil renoviert und das Bad neu gefliest. Die Bauleitung übernahm ich und musste viel lernen – vor allem über Handwerker. Mit einigen hatten wir Glück, mit anderen Pech. Ich konnte sie jedenfalls nicht aus den Augen lassen und musste täglich auf der Baustelle sein, die 40 Kilometer von unserer damaligen Mietwohnung entfernt war.

Morgens bis mittags arbeitete ich im kleinen Burghotel, nach dem Mittagessen fuhr ich mit meinem Töchterchen auf die Baustelle und ärgerte die Handwerker mit meiner Anwesenheit. Ich hatte nur noch Baupläne, Stromkabel, Heizungsanlagen, Bodenbeläge, Fliesen und Wasserleitungen im Kopf. Es blieb keine Zeit mehr für Tae Bo, Walkingrunden, frisch gepresste Säfte, Gemüseschnippeln und gesundes Kochen im Kaloriendefizit. Alles musste schnell gehen. Deswegen gab es die Brötchen vom Weizendealer, die Tüten des Grauens aus Fast-Food-Tempeln, Bratwürste vom Baustellengrill vor dem Baucontainer mit Industrie-Kartoffelsalat und zuckrigen Soßen. Ich wusste genau, wie schlecht dieses Essen für mich war, was es anrichtete und wie mein Darm und meine Haut darauf reagieren würden. Frau Bodenschlampe hörte ich von Weitem jubeln. Doch es half nichts. Ich war derart im Stress und musste als Mutter, Hausfrau, Frühstücksdame im Hotel, angehende Fitnesstrainerin und Bauleiterin funktionieren – über mehrere Monate hinweg. Die Ernährung wurde zur Nebensache. Hauptsache satt. Freilich hätte mir auch hier die richtige Ernährung in Verbindung mit Sport weitergeholfen. Hinterher war man immer schlauer.

Chris erging es nicht anders. Neben seinen langen Arbeitstagen und Dienstreisen war er in jeder freien Minute auf der Baustelle und unterstützte mich, wo er konnte. Auch er fand keine Zeit für Sport, doch durch seine Muskelberge steckte er die schlechte Ernährung besser weg.

2015 war das Jahr des Stresses, der Wiedererweckung meiner Flauschigkeit und der Dauerübermüdung. Ausnahmezustand! Leben am Anschlag. Ich lieferte mir selbst den Beweis, dass viel Stress und Schlafmangel nicht nur das Abnehmen durch eine erhöhte Ausschüttung des Stresshormons Cortisol verhindern, sondern flauschig machen. Mein Körper und ich versuchten, mit viel Essen etwas gegen den Stress zu unternehmen. So muss es gewesen sein. Dank meinem Zuckerentzug war ich zum Glück vor Schokoladen- und Gummibärchen-Fressanfällen gefeit, dennoch konnte man auch mit herzhaftem Essen rund wie ein Buslenker werden. Da brauchte man keine Süßigkeiten dazu.

Die Rechnung ist einfach. Ein täglicher Kalorienüberschuss von 500 Kalorien über zehn Monate hinweg genügt, um ungefähr 20 Kilo zuzunehmen. Das geht schnell und man bemerkt es erst, wenn es zu spät ist. Mir fiel es erst auf, als meine blaue Arbeitslatzhose immer enger wurde, und nicht nur die. Wie viele Kilos ich zugenommen hatte, wusste ich nicht genau. Ich hatte Angst vor Frau Bodenschlampe und ihrem Gelächter und mied dieses

Miststück wie die Pest. Meine Mutti schob es auf den Jo-Jo-Effekt. Ich sah das anders. Es war kein Rückfall in alte Gewohnheiten. Meine Ernährungsumstellung war noch nicht verinnerlicht. Ich hätte mich auch in dieser Zeit bewusster ernähren können, aber anderes ging vor und die richtige Ernährung ging noch nicht automatisch. Allerdings wusste ich, wie Abnehmen funktioniert, und auch, dass ich es wieder schaffen würde.

Jede Baustelle ist irgendwann abgeschlossen und die einstige Bruchbude konnte vermietet werden. Mit letzter Kraft und alter Schwungmasse kroch ich ins neue Heim. Viel Zeit zum Ausruhen hatte ich nicht, denn wenige Tage später trat ich meine neue Arbeitsstelle im Großraumbüro an. Durch den Umzug war mir der Arbeitsweg ins Burghotel zu weit. Mit meiner neuen Arbeit – einem Vollzeitjob, bei dem sich mein cellulitebepacktes Hinterteil den ganzen Tag in einem rückenfreundlichen Bürostuhl ausruhen durfte – war ich nicht glücklich. Ich musste Programme am Computer lernen, die mir als kreatives Wesen zu schaffen machten. SAP wurde zum Unwort des Jahres. Einige meiner neuen Kollegen hatten Probleme mit dem frischen Wind, der durch die Hallen wehte, sprich mit mir.

Kurz darauf heirateten Chris und ich und schockten damit unsere Familien, denn es lief ganz heimlich ab. Wir wollten keine monatelang geplante Feier nach dem Baustellenstress, sondern einfach verheiratet sein. Nur meine Tochter war auf dem Standesamt dabei. Wir trugen unsere Lieblingsklamotten: Jeans. Das Hochzeitsessen bestand aus einem großen Nusseisbecher und abends gingen wir zu dritt in ein kleines italienisches Restaurant essen. Nachtisch gab es auch. Am Tag der Hochzeit durfte man schon mal schlemmen und auf die bösen Kohlenhydrate pfeifen. Genügend Bewegung zum Ausgleich gab es in der Hochzeitsnacht. Es war unsere perfekte Traumhochzeit, wenn auch nicht ganz im Kaloriendefizit. Da ich noch in der Probezeit meines neuen Bürojobs war, konnten wir nicht in die Flitterwochen fahren. Das war aber nicht schlimm, denn geflittert und geflirtet wird bei uns jeden Tag – zu Hause.

Meine Arbeitstage waren lang. Dennoch kochte ich abends ein gesundes Essen und verzichtete weitestgehend auf Kohlenhydrate. Doch die Bewegung fehlte und wir schafften nur an den Wochenenden einen Spaziergang. Das änderte sich auch nur leicht, als wir den dicksten Hund, den ich jemals gesehen hatte, adoptierten. Die „dicke Rhea", eine schwarze Labradorhündin, rollte in unseren Garten und ich bangte um den frisch angelegten Rasen. Die ehemalige Straßenhündin aus Rumänien hatte bereits mehrere Wochen in Deutschland gewohnt. In ihrer ersten Familie wurde sie mit Industriefutter aus der Dose gemästet und Gassirunden waren eine Seltenheit. Die Tierschutzorganisation reagierte schnell, holte sie weg und wir erfahrenen Hundebesitzer sollten sie erschlanken lassen. Es war eine Mammutaufgabe, denn sie war so breit wie hoch und ständig auf der Suche nach Futter. Da war sie bei uns genau richtig. Wir konnten das Projekt Abnehmen gemeinsam angehen. Nun ja, zunächst würde ich aber noch viele Kilos dazugewinnen. Hurra!

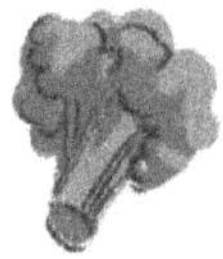

Pfambel und ihr Bauchzwerg

Im Frühjahr 2016 hatten mich meine vielen Pfunde und der Alltag voll im Griff. Mein Mann war der Meinung, dass meine Regel doch endlich mal vorbei sein müsste, nachdem ich seit Tagen in mieser Stimmung war. Welche Regel? Ups! Na ja, so ein bisschen Gereiztheit kam schon hin. Wetter doof, fette Wampe doof, Arbeit doof, zu wenig Schlaf doof, mich ansprechen ganz doof. Schwangerschaftstest positiv. Juhu!

Mit Nachwuchs hatten wir in unserem Alter nicht mehr gerechnet, freuten uns jedoch riesig. Ich war zu diesem Zeitpunkt 39 Jahre alt und Chris fünf Jahre älter. Wir hatten gehofft, noch einen Bauchzwerg heranzuzüchten, aber es nicht zu träumen gewagt. Neben dem ehelichen Lakentreiben und gesunder Ernährung hatten wir beide einen ausgewogenen Vitamin-D-Spiegel. Vielleicht hatten wir diesem unseren Bauchzwerg zu verdanken. Oder es lag am Sex. Wer weiß das schon.

Trotz meiner riesigen Freude war ich ziemlich ängstlich und unentspannt. Die Schwangerschaft mit meiner Tochter war die reinste Katastrophe gewesen und hätte beinahe auf dem Friedhof – für uns beide – geendet. Ich war damals bereits im fünften Schwangerschaftsmonat zukünftige alleinerziehende Mutter und großem Stress ausgesetzt. Meine Schwangerschaft endete viel zu früh in einer schweren Präeklampsie, einer Schwangerschaftsvergiftung, mit Multiorganversagen. Der Notkaiserschnitt in letzter Minute rettete uns beiden das Leben. Mein zartes Frühchen blieb mehrere Wochen auf der Intensivstation. Keine 2.000 Gramm leicht wurde sie mithilfe einer Magensonde aufgepäppelt. Ich entging knapp einer Dialyse, war aber lange Zeit krank. Das durfte sich nicht wiederholen! Der damalige Stressauslöser war zwar nicht mehr vorhanden, dennoch blieb die Angst.

Ich unternahm alles, damit es meinem Bauchzwerg und mir gut ging, und durch den Verein Gestose-Frauen fand ich viel Unterstützung. Mein Gewicht war mir während dieser Zeit nicht gleichgültig, ich aß auch nicht für zwei, dachte ich. Aus heutiger Sicht hatte ich für drei gegessen. Eine andere Erklärung gibt es nicht. Man nimmt immer zu, wenn man über seinem Kalorienbedarf isst. Ab der 16. Schwangerschaftswoche steigt dieser um 250 Kalorien. Da hatte ich wohl eine Null zu viel gefuttert. Den Speck voller Wonne hatte ich angesetzt, weil ich weit über unseren Bedarf gegessen hatte. Es war kein Fressen ohne Ende, doch mehr als sonst. Zuckerbrötchen am Morgen – wie es meine Mutti gemacht hatte – gab es zwar nicht, aber es war zu viel vom berühmten Nuss-Nugat-Aufstrich im Spiel. Ich hatte viel Appetit auf Kohlenhydrate. Hinzu kam die eingeschränkte Bewegung in den letzten Wochen mit Kugelbauch.

Mit leichten 94 Kilo war ich in die Schwangerschaft gestartet, nach der ersten Untersuchung in der siebten Schwangerschaftswoche bescheinigte mir Frau Bodenschlampe fröhliche 96 Kilo und so ging es stets weiter bergauf. Bevor ich mich in der 39. Schwangerschaftswoche unters Messer legte, waren es satte 123,5 Kilo. Ständig sagte ich zu meinem Mann, dass mein riesiger Bauch nie wieder unter 100 Zentimeter Umfang schrumpfen würde. Er konnte mich ab dem sechsten Schwangerschaftsmonat nur noch mit viel Mühe umarmen. Danach musste er sich mit meinen Oberschenkeln begnügen; die konnte er gerade noch so umfassen – jeden einzeln. Das war sicherlich keine Zeit der Leichtigkeit. Ich hatte Probleme, Treppen hochzukommen. Das ist dann nicht gerade von Vorteil, wenn sich Schlaf- und Badezimmer in der oberen Etage befinden. Die Holztreppe knarrte, das Treppengeländer hatte Angst vor mir und meine frühere Leibesfrucht sagte mir freudig und mehrfach täglich, wie fett ich wäre. Ich antwortete jedes Mal voller Optimismus, dass ich mich – in einigen Jahren – auf ihre Schwangerschaft freuen und ihr dann von Herzen gerne jeden Tag denselben Satz sagen würde. Ich verschmolz mit dem Sofa und nahm das einfach mal so hin. Die dicke Rhea bekam ihren täglichen Auslauf. Nur die Berge musste mein Mann mich hochschieben. Im Nachhinein betrachtet – Fotos belegen das leider – war ich ein viel zu fettes Mutterschiff. Meine Tochter hatte recht.

Die Ärzte taten mir während der Kaiserschnittgeburt mächtig leid. Sie wuchteten sich durch Berge von Speck, um dann irgendwann schweißgebadet am eigentlichen Ort des Geschehens anzukommen. Ich lag entspannt da, mein Mann war im OP-Kittel mit Häubchen und Mundschutz neben mir wie der Fels in der Brandung. Die Geburt meiner Tochter hatte ich leider verpasst, doch nun wusste ich, was da so gemacht wurde. Interessant. Ich hoffte, dass meine alte Kaiserschnittnarbe, die von einem Beckenknochen zum anderen reichte, nicht aufplatzen würde. Sie platzte auf. Nun ja, dann würde es eben etwas länger wehtun. Das kannte ich schon. Eine knappe halbe Stunde werkelten die Ärzte an mir herum, der Anästhesist machte seine Witze und wir hatten viel Spaß. Dann war es endlich so weit. Es ruckelte noch einmal kräftig und zack, das Ei war gelegt. Unsere Leibesfrucht plärrte durch den OP und kurze Zeit später hielt mein Mann unseren Sohn stolz im Arm. Verschleimt, zerknautscht und voller Babyspeck. Das war Liebe auf den ersten Blick.

Als jahrelang traumatisierte Frühchenmama hatte ich mir ein gesundes und dickes Baby über drei Kilo gewünscht. Genau das bekam ich und gleichzeitig war das Trauma der ersten Schwangerschaft, der Geburt und der furchtbaren Zeit auf der Frühchen-Intensivstation überwunden. Wir waren überglücklich und voller Dankbarkeit. Die Ärzte wuselten noch weiter an mir herum und ich bat um eine Fettabsaugung, wenn sie gerade dabei waren. 45 Kilo wären optimal. Sie weigerten sich. Das muss man sich einmal vorstellen! Es war doch alles freigelegt. Skalpell gewetzt und los geht's. Frechheit. Dann musste ich das starke Stück Fettberg eben irgendwie selbst bewältigen – mal wieder. Doch jetzt hieß es erst einmal Muttermilch produzieren. Das funktioniert nicht so gut, wenn man gleichzeitig Diät hält, und außerdem hatte ich Hunger, richtigen Hunger, unbezwingbaren Hunger. Hallo Milcheinschuss und Hormonrausch! Die dicken Muttermilchproduktionsstätten waren das Schönste an mir nach der Geburt. Natürlich neben meinem kleinen Bauchzwerg, der immer friedlich auf meiner weichen Fettschürze schlummerte.

Einen Tag nach der Entbindung musste ich aufstehen. Mein Mann und mein mittlerweile neunjähriges Frühchen waren zu Besuch, als mich die ältere und energische Krankenschwester aus dem Bett hievte und ins Badezimmer zerrte. Laufen, du meine Güte. Ich fühlte mich wie einmal in der Mitte durchgesägt. Ein Himmelreich für einen Morphiumtropf. Getropft hat nur Blut. Ich hinterließ eine rote Spur, einmal quer über den Flur, und musste an meinen Lieblingsautor Sebastian Fitzek denken. Wenn der mich so sehen würde, hätte er gleich den Stoff für seinen nächsten Thriller: „Die Blutwandlerin“. In Windeseile wurde ich gewaschen, umgezogen und zurück in mein Bett verfrachtet. Meine Tochter weinte und sagte immer nur: „Blut, so viel Blut.“ Machen wir uns nichts vor. Nach dem, was sie in meiner Schwangerschaft mit ihrem Bruder gesehen hatte – und ich meine hier nicht nur ihre trächtige, unbewegliche Breitarschmuddi, die nicht mehr allein vom Sofa aufstehen konnte und ständig nach einem Kran verlangte –, erwarte ich aller Voraussicht nach kein Enkelkind vor ihrem 30. Geburtstag.

Im stillfreundlichen Krankenhaus haute ich richtig rein. Ich war die erste Muddi am Frühstücksbuffet, denn mich quälte ein Bärenhunger. Das Babybett hatte Rollen und ich konnte damit das schwere Tablett voller Kohlenhydrate und Kalorien wunderbar in mein Zimmer transportieren und dort leer futtern. Da ich völlig unerfahren war, was das Stillen betraf, war das schon sehr aufregend. Die kleinen Schlüpflinge hängen eigentlich die ganze Zeit an der Brust. Man merkt irgendwann gar nicht mehr, dass man obenrum gerade die Freikörperkultur wiederbelebt. Eines Morgens wäre ich beinahe mit herausbaumelnden Milchtüten zum Buffet gewatschelt. Danke an die werdende Mutter, die mich darauf aufmerksam gemacht hat. Ach, wenn man so frisch geworfen hat, ist einem doch nichts mehr peinlich. Mein Mann nahm das alles sehr entspannt hin. Er war stolz auf mich und die Frucht seiner Lenden und unterstützte mich. Schade, dass er den Windelpupser nicht stillen konnte.

Auf der Wochenbett-Station machte ich Bekanntschaft mit sehr schlanken Müttern. Es gibt diese glücklichen Frauen, denen sieht man eine Schwangerschaft nicht an. Nach der Geburt haben sie das alte Gewicht wieder und schlüpfen in ihre Skinny-Jeans in Größe 34, höchstens 36. Schön! Ich bin nicht neidisch. Nach der ersten Woche Stillen haben sie dann noch zwei Kilo weniger als vor der Schwangerschaft. Ich bin überhaupt nicht neidisch. Diese glücklichen Frauen haben Umstandsmode in Größe 38 getragen. Ich bin ganz und gar nicht neidisch. Ich hatte mich bis zum zweiten Monat der Schwangerschaft in Größe 46 gehüllt, war am Ende der Kugelzeit bei Größe 52 gelandet und trug meine Umstandsmode nach der Geburt noch – ich hatte keine andere Wahl. Dasselbe galt für meine Birkenstock-Schlappen. Ob mit oder ohne Bauchzwerg unter der Fettschürze, ans Bücken, um sich die Schuhe zu binden, war nicht zu denken.

Zu Hause angekommen hatte ich endlich mein Sofa wieder, das durch mich und den dicken Windelpupser kräftig durchgelegen war. Die ersten drei Monate schlief ich dort auch nachts mit dem kleinen Mann, der die ganze Zeit an meiner Brust nuckelte. Welch ein Männerleben! Das würde ihm nicht noch mal passieren. Es war nun an der Zeit, die mütterlichen Beulen erneut gegen weibliche Kurven einzutauschen.

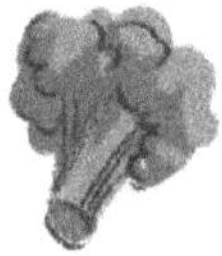

Pfambel befördert Patric zum Coach

Sechs Wochen nach der Geburt durfte ich wieder Sport machen. Das war auch bitter nötig. Ich sah immer noch aus, als würden da Zwillinge rauskrabbeln wollen. Da war ich wieder an dem Punkt schierer Verzweiflung und voller Motivation. Abnehmen war angesagt – schon wieder. Langsam nervte das gewaltig.

Durch das ganze Futtern für die Muttermilch im Rausch der Hormone feierte Frau Bodenschlampe ihren Sieg im Badezimmer: 120 Kilo. Miststück! Das war noch sehr weit vom zweistelligen Bereich entfernt. Richtig weit bis zum „UHU" – unter hundert Kilo. Da wurde mir klar, dass ich das Gewicht von zwei Frauen mit mir rumschleppte. Mein Mann durfte sich glücklich schätzen; auf die Geliebte konnte er verzichten. Pfambel im Doppelpack. Ordentlich Schwungmasse, ausladende Hüften mit wohlgeformten Prinzessinnenröllchen und mütterlicher Fettschürze. Zu dieser Zeit konnte ich lediglich die Augen betonen; alles andere war es nicht wert. Mein Körper hatte in den Monaten zuvor viel geleistet und das sollte geschätzt werden. Das tat ich auch. Allerdings fühlte ich mich keineswegs wohl und musste etwas ändern. Ganz dringend!

Ich entdeckte auf Facebook eine Werbeanzeige von Patrics Programm „Leichter als du denkst“, kurz LADD. Das weckte sofort mein Interesse. Der witzige Typ mit dem knallengen weißen Hemd und den roten Turnschuhen, der lustig über Schnitzelfriedhöfe und ausgequetschte Eier spricht, hatte also ein Diätprogramm. Stopp! Vorsicht war geboten. Diäten machen dick. Das konnte doch nicht sein. Ich prüfte die Homepage auf Herz und Nieren. Besser gesagt, ich suchte den Haken. Der Preis war es jedenfalls nicht. Das klang einfach zu gut, um wahr zu sein: Werde in acht Wochen langfristig schlank, erreiche deine Wohlfühlfigur ohne Verzicht. Für die ganze Familie geeignet. Da mein Mann auch „schwanger“ gewesen war, konnte er seine Babypfunde gleich mit verlieren. Das wäre doch eine feine Sache. Direkt auf der Startseite versprach Patric: „Wie ich gemeinsam mit dir in 8

Wochen dein Leben verändern werde – ohne Hau-Ruck, ohne Hungern, ohne tiefes Eingreifen in deine Gewohnheiten." Das war wichtig, denn Frühstücken kam für mich zum Beispiel nicht infrage. Der wichtigste Satz für mich war aber: „Essen muss schmecken und satt machen."

Ich musste erst einmal eine Nacht drüber schlafen. War das mal wieder so ein leeres Versprechen? Schöne Sätze, um verzweifelten dicken Menschen das Geld aus der Tasche zu ziehen? Ich kannte das doch alles schon. Nichts von Dauer. Ein kurzer schöner Moment und dann war das Träumchen geplatzt. Es gab mittlerweile so viele Abnehmgurus mit ihren Versprechungen. Der eine will dir das Fleisch verbieten, der nächste tanzt dich sexy, eine bootet dich in den Bikini ... Leute, ich wollte nur noch einmal abnehmen und mein Wohlfühlgewicht für immer halten. Ja, es lag an mir, schon klar. Aber nicht nur. Meine Festplatte musste neu bespielt werden. Theoretisch wusste ich, wie es funktioniert, immerhin würde ich bald adipöse Fitnesstrainerin sein. Ich stellte mir die Frage, was ich von einem Abnehmprogramm erwartete, das immerhin Geld kostete. Es durfte nichts verboten sein. Ich wollte keinen Essensplan, keine Vorschriften, keine falschen Versprechungen und keine nervige Gruppe mit Leuten, die sich selbst beweihräuchern und alles besser wissen. Ich wollte

Leichtigkeit. Mein Weg in Richtung Wohlfühlfigur war lang und es durfte nicht stressig sein. Bequem wollte ich ans Ziel rollen. Theoretisch war Abnehmen einfach. So musste es auch in der Umsetzung sein.

Mein 40. Geburtstag stand bevor. Nein, falsch: Ich stand kurz vor meinem 18. Geburtstag mit 22 Jahren Erfahrung. Das klang doch gleich viel besser! Mittlerweile hatte ich 40 Jahre Figurprobleme und seit 29 Jahren Diäterfahrung. Patrics Show und sein Buch „Ich bin dann mal schlank“ hatten mir schon einmal die Augen geöffnet. Damals hatte ich mich sogar noch gefragt, wieso er kein Abspeckprogramm hat, wenn er weiß, wie es geht. Ich war ihm seit einiger Zeit auf Facebook gefolgt und kannte seinen YouTube-Kanal. Ein Blick in meinen Bücherschrank bewies: Der gute Mann war auch noch Bestsellerautor. Ich beschäftigte mich etwas intensiver mit ihm, denn ich wollte nicht schon wieder bei so einer „Abnehmkiste“ mitmachen und nach zwei Wochen, nahe am Hungertod und den Küchenschrank voll mit mühsam zusammengesuchten Superfoods, alles hinschmeißen. Ich kannte mich zu gut. Die Euphorie hielt bei mir nicht lange an und ich bin kein Typ, der sich sein Essen und seinen Sport vorschreiben lässt – schon gar nicht von einem Mann. Punkt.

Interessantes fand ich bei meiner Recherche über meinen zukünftigen Coach heraus: Er war auch einmal zu klein für sein Gewicht und brachte keine Leistung mit Hanteln und Konsorten. Als er 16 Jahre alt war und endlich bemerkte, dass Mädchen nicht nur zum Ärgern da waren, wollte er fitter im Strumpf stehen. Proteine, langkettige Kohlenhydrate und Eier? Weit gefehlt! Snickers-Brötchen mit Cola waren des Herrn Heizmanns Leidenschaft. Weißmehlbrötchen mit einem Snickers-Riegel dazwischen. Bleibt nur die Frage: Mit oder ohne Butter? Und passen da nicht zwei Snickers rein? Gequetscht? Im Burgertempel schmeckte es ihm auch ab und an. Mir nie, aber das Eis dort war gut. Es kam, wie es kommen musste. Patric war öfters krank und fehlte beim Training in der Muckibude. Ja, da hätte er mich fragen sollen: Proteine und weniger Zucker, deutlich weniger Zucker. Er konnte von mir noch was lernen. Nur, ich war fett, er stahlhart durchtrainiert. Der Punkt ging dann doch an ihn.

Patric begann irgendwann, sich einen Tag in der Woche bewusst, gesund und ausgewogen zu ernähren und zu trainieren. „Der perfekte Tag“, wie er ihn nennt, war geboren. Einen Tag in der Woche alles richtig machen in Bezug auf Ernährung und Bewegung und abends voller Glücksgefühle und mit stolzer Brust im Bett liegen – ein schöner

Gedanke. Der Zauber des Ganzen war, dass er gewisse Handlungen, Ideen und Rezepte, die ihm besonders leichtfielen, in die anderen Tage übernahm, weil sie ihm guttaten. Mal weniger, mal mehr, aber ständig bergauf. Snickers-Brötchen versenkt in einem Liter Cola werden wohl nicht die Geheimwaffe gewesen sein. Patric sieht man seine Sportleidenschaft und die richtige Ernährung definitiv an. Er hatte vielleicht doch den Schlüssel zum gesunden und dauerhaften Wohlfühlgewicht. Mehr wollte ich doch gar nicht – nur mein Wohlfühlgewicht. Das lag unter 80 Kilo.

Ich wollte diese Wucht an Kilos nicht allein bewältigen müssen und gab Patric eine Chance, mit dem gleichzeitigen Auftrag, mir in den dicken Hintern zu treten. Ich fühlte mich dick, liebevoll ausgedrückt. Dabei ging es nicht nur ums Aussehen und Wohlfühlen. Es ging um meine Gesundheit. Echte Gefahren lauerten auf mich: Diabetes, Krebs, Bluthochdruck, schmerzende Gelenke, ziepende Hüften, kaputte Bandscheibe, Gallensteine ... Die Liste war lang. Vor meinem inneren Auge sah ich meine traurigen Kinder, die sich die Lästereien ihrer Mitschüler über ihr fettes Mutterschiff anhören mussten. Die traurig waren, weil ich auf dem Spielplatz nur auf der Bank klebte und Kekse mümmelte, anstatt sie das Klettergerüst hochzujagen. Ich dachte an meinen Mann, der mich abgöttisch liebt, aber er hatte eine schöne Frau verdient. Und da war noch meine Mutti, die Hälfte von mir, klein und zierlich, die sich für ihre wuchtige Tochter schämte und sich ständig fragte: „Was habe ich falsch gemacht?“ Nichts! Ich allein war für diesen Zustand verantwortlich, kein anderer und nichts anderes. Nur ich! Keine schweren Knochen, keine Gene, kein eingeschlafener Stoffwechsel, kein angeblicher Jo-Jo-Effekt, kein vermeintlicher Hungermodus, keine Industrie mit ihren leckeren Sachen, keine noch so tollen Rezepte, die ich unbedingt probieren musste, kein „Ich habe keine Zeit für Sport“, kein „Es schmeckt so toll, sonst würde ich es eh nicht essen“, kein Stress und keine Schwangerschaft, sondern ich. Das alles waren nur Ausreden. Frau Bodenschlampe zeigte mir eine Zahl, aber es war die Zahl, die *ich* verschuldet hatte. Sie konnte nichts dafür. Ich musste endlich beginnen, stärker zu sein als die stärkste Ausrede.

Mit dem Abnehmen war es wie mit dem Fahrradfahren. Ich wusste im Grunde, wie es geht, war immer mal wieder einige Meter weit gekommen und dann umgefallen. Ich brauchte jemanden, der mir zeigt, wie ich Fahrrad fahren muss, damit ich auch den Berg hochkomme und durchfahren kann bis zum Ziel. Einen, der im Notfall neben mir herläuft und mich vor dem Absturz bewahrt, mich anfeuert und mich auch mal anschieben kann. Patric! Er war Crossfitter. Dem traute ich das zu. Also gut. Letzte Chance. Kurz vor meinem 40. Geburtstag fasste ich den festen Entschluss, noch ein einziges Mal in meinem Leben abzunehmen. Nur noch einmal! Ich sagte: „Gut, Patric, dann fangen wir mal an. Ich bin dick, mach mich schlank!“ Und schon bekam ich meine erste Lektion. Für ihn gibt es keine dicken Menschen, nur gemütliche und flauschige. Das gefiel mir. Ich dachte mir, der Typ ist ganz nett. Doch bevor ich mich für das Programm anmelden konnte, stand am nächsten Morgen noch eine Nachsorgeuntersuchung bei meiner Gynäkologin an. Gleichzeitig wurden meine Vitamin-D-, Östrogen- und Progesteronwerte gemessen. Nach einer Schwangerschaft ist es kein Fehler, einen Blick auf die Hormone zu werfen. Da kann schon mal was durcheinandergeraten. Außerdem hatte mich – und auch meine Umgebung – jahrelang das prämenstruelle Syndrom (PMS) geärgert. In meinen Worten hieß das ganz miese Stimmung, starke Schmerzen und ich fühlte mich krank, jeden Monat kurz vor meiner Periode.

Einer, der die weiblichen Hormone besonders gut kennt, ist der Figurmacher® Andreas Scholz. Er hat vor allem die Hormone Östrogen und Progesteron im Visier, die unter anderem entscheidend sind für Fettpölsterchen, Wassereinlagerungen, Stimmungsschwankungen, Gewichtsabnahme und

-zunahme, Heißhunger, Appetit, Pickel und für die Libido. Mich interessierte im Speziellen, wie die Hormone mit dem Fettabbau und der Straffung der Muskeln zusammenhängen. Bei dem Gedanken wimmerten meine aufgeplusterten Fettzellen. Ich hörte sie laut denken: „Nicht noch so ein Muskeltyp wie der Heizmann, der uns aushungern lassen will.“ Heult nur! Ich hatte jetzt noch so einen klugen Fitnessfreak entdeckt. Nun ging es ihnen ans Leder. Frau Bodenschlampe verdiente eine Abreibung.

Nachdem ich mir zweimal hintereinander das YouTube-Video „Die Frauen-Hormonwelt – ich esse gesund und nehme trotzdem nicht ab!“ von dem „Figurschmeichler“ Scholz angesehen hatte, verstand ich, was im weiblichen Körper bei einer Östrogendominanz bzw. bei zu wenig vom Gegenspieler Progesteron geschieht. Das ist nicht ohne. Östrogen fördert das Muskelwachstum und ist gleichzeitig der „Weichmacher“, denn es macht die Haut schön weich. Sozusagen das Kuschelhormon für geselliges Lakentreiben. Das könnte man meinen, doch zu viel davon sorgt vor allem für geselliges Treiben der Fettpölsterchen rund um Hüften und Popo. Es beeinflusst aber auch das Schilddrüsenhormon negativ, reduziert den Sauerstoffgehalt in den Zellen, bindet Salz und Wasser im Körper, fördert darüber hinaus noch Depressionen und Kopfschmerzen. Welche Frau kennt das nicht?

Bei einer Östrogendominanz bleibt es nicht mehr nur bei kuschelig, sondern es kommt zu einer deutlichen Gewichtszunahme. Das Verlangen nach Süßigkeiten steigt, es wird vermehrt Wasser eingelagert und kurz vor der Periode entsteht ein Spannungsgefühl in den Brüsten, das nichts mit Muskelkater zu tun hat. Verursacht werden kann ein solcher Östrogenüberschuss mit gleichzeitigem Mangel an Progesteron durch Stress, Antidepressiva, eine Hysterektomie (Gebärmutterentfernung), cholesterinsenkende Medikamente und die Anti-Baby-Pille. Meine Gynäkologin erklärte mir das auf meine Nachfrage hin so: Durch die Pille wird der Eisprung unterdrückt, daher wird weniger Progesteron produziert und irgendwann meint der Körper: „Na, wenn wir das nicht brauchen, schrauben wir die Produktion runter." Da hatte ich meine Erklärung. Dieses „hormonelle Vogelfutter" hatte ich vor einigen Jahren viel zu lange eingenommen.

Die Testergebnisse bekam ich einige Tage später. Mein Vitamin-D-Wert war durch die Schwangerschaft gesunken und ich hatte eine leichte Östrogendominanz. Ein Progesteronpflaster wäre eine Möglichkeit gewesen, aber wir versuchten es zunächst auf natürlichem Weg mit Kapseln aus

Mönchspfeffer und hatten Erfolg damit. Meine schlimmen Tage vor meiner Periode war ich los und meinem neuen Abspeckprogramm stand kein hinterlistiges Hormon mehr im Weg. Den Figurmacher® wollte ich im Auge behalten, denn er ging die Östrogendominanz ganzheitlich an und hatte noch weitere Ansätze parat. Nachdem ich einige Zeit später das Buch „Östrogen-Dominanz – Die wahre Ursache für PMS und Wechseljahrsbeschwerden“ von Eva Marbach gelesen hatte, fürchtete ich mich nicht mehr vor den Wechseljahren. Ich hatte wieder viel gelernt.

Mit einem Klick, Optimismus und gutem Bauchgefühl buchte ich im Februar 2017 mein neues Abspeckprogramm „Leichter als du denkst“. So, Herr Heizmann, dann wollen wir mal die Schwungmasse reduzieren. Ran an den Speck! Startgewicht 120 Kilo, immer noch 1,70 Meter groß. Frau Bodenschlampe blieb vorerst, wo sie hingehört: in der Versenkung. Patric ist der Meinung, dass Fotos und Umfänge mehr als die Zahl auf der Waage aussagen. Noch mehr Fotos von mir und das Fotoalbum wäre aufgesprungen. Ich war so entnervt von meinem Körper, ich wollte mich nicht vermessen. Kleidergröße 48/50 war genug an hohen Zahlen – für meine Verhältnisse. Ich startete mit dem Programm, das mit einem Video vom Coach höchstpersönlich losging. Es war eine Erleuchtung in kleinen Schritten auf dem goldenen Pfad durch den Ernährungsdschungel und Patric war der Reiseleiter. Das achtwöchige Programm brachte mich wieder auf die richtige Bahn der gesunden Ernährung. Ohne Druck, ohne ganz schnell viel verändern zu müssen, ohne mühsam teure Superfoods zu bevorraten und mit nur sieben Regeln für „Den perfekten Tag“. Diese Regeln wurden ab der zweiten Woche vertieft. Humorvoll, interessant und nicht überfrachtet mit Wissen. Das Wichtigste charmant auf den Punkt gebracht. Dazu gab es Videos und PDF-Dokumente zum Ausdrucken mit hilfreichen Informationen und Rezepten. Die besten Rezepte aus Patrics Kochbüchern, die allesamt einfach zuzubereiten und obendrein lecker waren. Meine Familie war begeistert. Es waren Vorschläge, keine Vorschriften. Was ich aß, war meine Entscheidung. Alles, was ich in den letzten Jahren gelernt hatte, fand ich in LADD wieder. Das Frühstück war eine Option und meine geliebte tolle Knolle war nicht verboten. Ich hatte befürchtet, dass ich Süßkartoffeln essen muss. Das kann ich nicht; die sind mir zu süß.

In der Ernährungsuhr - dem fehlerfreien Pendant zur Ernährungspyramide der DGE - trug Patric „meine“ Ernährungsregeln ein. Ich war überrascht, denn auch in diesem Punkt waren wir uns einig. Wenn ich einmal ganz viel Mut habe, schicke ich die Ernährungsuhr an die DGE, mit dem freundlichen Hinweis, ihre Pyramide schleunigst auszutauschen. Das Beste war jedoch die Community auf Facebook – eine geschlossene Gruppe, die zum Programm „Leichter als du denkst“ gehört, voller lieber Menschen. Respektvoller Umgang wurde hier großgeschrieben. Patric und sein Team waren ständig präsent, um nach dem Rechten zu sehen und um Ratschläge und Hilfestellungen zu geben.

Ich gewöhnte mich schnell an Esspausen ohne Zwischensnacks und an tägliche lange Spaziergänge. Mein kleiner Windelpupser schlummerte dabei im Kinderwagen und die dicke Hündin Rhea freute sich über viel Auslauf, auch wenn sie sich öfters ausruhen musste. Ein Hund im Alter von drei Jahren, der keine vier Kilometer am Stück laufen konnte – da war einiges schiefgegangen. Sport war nicht Pflicht, aber eine Option. Da stellte sich doch jede Babymama ohne Oma im Hintergrund die Frage, wo man das noch schnell einbauen könnte – im Alltagswahnsinn zwischen Kindern, Haushalt, Garten, Kochen, Waschen und vielem mehr. Unser Wohnzimmer grinste mich an: mein neuer Trainingsbereich. Ich begann mit den üblichen Bauch-Beine-Po-Übungen am Vormittag, wenn Tochterkind in der Schule war und mein Sohn sein Schläfchen hielt. Allerdings wusste ich, dass ich schnell faul werde, wenn ich auf mich selbst gestellt bin. Mein neuer Coach sagt immer: „Ganz gleich welche Sportart, es muss Spaß machen. Dann bleibt man dabei.“ Da steckt doch Wahrheit drin. Es muss Spaß machen, dann ist man stärker als seine Ausreden. Spaß hatten mir immer Zumba und Tae Bo gemacht, doch von dem lateinamerikanischen Gehopse hatte ich genug. Arnie aus der Muckibude war immer der Meinung, dass das nicht viel bringen würde. Arnie fehlte mir. Er war zu weit weg und mit diesen Ausmaßen sollte er mich nicht sehen. Ich hätte mich geschämt. Ich entschied mich wieder für Tae Bo, kickte mich mit Billy Blanks durchs Wohnzimmer und brachte die Fettschürze in Wallung. In jeder freien Minute las ich nicht nur die Informationen von LADD, sondern durchstöberte das Internet und viele Fachbücher rund um das Thema Ernährung. Nebenbei schrieb ich für meine Ausbildung zur Fitnesstante eine Hausarbeit nach der anderen. In meinem Kopf entzündete sich nicht nur ein Lämpchen, sondern ein ganzer Kronleuchter.

Die acht Wochen vergingen wie im Flug. Frau Bodenschlampe war ganz beleidigt, als sie frisch entstaubt ihren Dienst antreten und ein Minus von 14 Kilo anzeigen musste. Wow! Ich war so stolz auf mich. Mein Mann auch. Meine Füße sahen wieder nach Füßen aus. Vorbei die Zeit der ausgelatschten

Birkenstock-Kollektion. Es mussten neue Pumps her. Schuhe gehen doch immer: Frustkiller, Belohnung, Mahlzeitenersatz. Die Umstandsmode wurde verkauft und ich konnte langsam, aber sicher wieder Kleidergröße 46/48 tragen. Es lief großartig und ich wollte mich weder von meinem Coach Patric noch von der Facebook-Gruppe verabschieden. So buchte ich das Nachfolgeprogramm LADD+ dazu. Weitere zwölf Monate voller Glücksmomente, ausgepresster Fettzellen und spannendem Wissen lagen vor mir.

Immer nur Tae Bo wurde mir mit der Zeit zu langweilig. Ich brauchte Abwechslung im Trainingsplan. Aufgrund notorischen mütterlichen Zeitmangels musste ich ein effektives Training mit wenig Zeitaufwand finden. Patric rät zu Kraftsport. Das hatte Arnie mir ebenfalls ständig gesagt und auch im Studium lernte ich nichts anderes. Ich hatte mich immer davor gescheut, doch ich wusste nun zu viel, um kostbare Zeit mit einem Training zu verschwenden, das nicht die gewünschten Effekte brachte. Der Körper wird durch Krafttraining zur Fettverbrennungsmaschine, weil mehr Muskeln einen höheren Energieverbrauch bedeuten. Muskeln verbrennen im Ruhezustand Kalorien, wenn man sie hin und wieder kurz und knackig arbeiten lässt. 30 Minuten drei- bis viermal pro Woche genügen. Muskeln waren bei mir nicht zu erkennen, aber definitiv vorhanden, nur gut versteckt. Das konnte ich ändern. Training mit dem eigenen Körpergewicht war eine gute Möglichkeit für den Anfang. Mit 106 Kilo hatte ich genug Masse für ein intensives Training. Im Zeitalter der Technik gibt es für alles eine App, auch für Sport im heimischen Wohnzimmer, für den man lediglich eine Sportmatte braucht. Die hatte ich auf dem Dachboden. Eigentlich war sie für die Freundinnen meiner Tochter gedacht, wenn sie bei uns übernachteten. Jetzt gehörte sie mir und meiner flauschigen Zone.

Diese Sport-App liebte es, mich zu quälen, und war meiner Einschätzung nach von Menschen entwickelt worden, die sadistische Neigungen haben. Gut so! Star Jacks, Mountain Climbers, Tuck Jumps, Punches, Push-ups, Burpees, Low Planks … Meine Güte, alles in Englisch. Das schreckte mich doch erst einmal ab. Anscheinend sollte das cooler klingen als Hampelmann, Bergsteiger, Planke, Schattenboxen und Liegestütz-Strecksprung. Zu jeder Übung gab es ein Anleitungsvideo, damit keine Missverständnisse aufkamen und ich das alles irgendwie nachmachen konnte. Bei mir sahen diese Übungen sicherlich nicht so leichtfüßig und elegant aus. Walross auf Kuschelkurs traf es eher. Aber das war mir egal, mich sah ja keiner. Ich startete zunächst mit dem Fitnesstest, auf dessen Basis mein Trainingsplan von der App erstellt wurde. Danach begann ich mit dem ersten Work-out. In vier Runden durfte ich Hampelmänner, Kniebeugen, Liegestütze auf den Knien und eine Bauchübung machen. Bereits nach zwei Minuten wurde mein Kopf knallrot, die Stirn glitzerte, die Haare waren zerzaust und die Fettschürze wurde tüchtig durchgeschüttelt. Ich konnte die Cellulite förmlich um Hilfe schreien hören. Nach 16 Minuten war das Work-out erledigt. Ich auch! Ich fühlte mich trotzdem großartig. Das war nun meine persönliche Lösung in Sachen Sport.

Bei regelmäßigem Krafttraining verändern sich die Körpersilhouette und das Körpergefühl. Gute Gründe, weshalb ich mich ab sofort drei- bis fünfmal pro Woche quälte. Mit jeder Woche wurde das Work-out schwieriger und mit 16 Minuten war es nicht getan. Maximal 30 Minuten musste man einplanen. Ich freute mich, dass ich immer fitter wurde. Da ich jedes Mal ein anderes Sportprogramm mit abwechslungsreichen Übungen zusammengestellt bekam, wurde es mir nie langweilig. Ganz besonders hatten es mit die Burpees, die Liegestütz-Strecksprünge, angetan. Die klingen eher nach Bäuerchen als nach einer sportlichen Herausforderung. Zu Beginn schaffte ich zwei der Ganzkörper-Foltereinheiten. Sie sind wirklich anstrengend!

Der Burpee ist eine Mischung aus Kniebeuge, Liegestütze und Strecksprung in einer gleitenden Bewegung. Er ist eine Ganzkörper-Fitnessübung, die nicht nur den Körper stärkt, sondern auch das Herz-Kreislauf-System in Wallung bringt und viele Kalorien verbrennt. Koordination, Kraft und Kondition – im Burpee steckt alles. Mittlerweile gibt es viele Versionen von dieser „Schleifübung". Nach meinem zweiten Bööörpie blieb ich einfach auf der Matte liegen, schrie nach einem Sauerstoffzelt und meine Tochter fragte voller Mitgefühl, ob sie die Walrettung rufen solle. Ich war ein schnaufendes Walross, keine Frage. Aber ich hatte Blut geleckt. Die bitterböse App forderte diese Hammerübung immer wieder von mir ein, in verschiedenen Varianten.

Im Juni 2017 – ich schaffte mittlerweile mehr Burpees – hatte ich die geniale Idee, eine Burpees-Challenge in meiner geliebten LADD-Facebook-Gruppe zu starten. Das Ziel waren 100 von dieser anstrengenden Übung in zwölf Wochen. Ich schockte damit alle, inklusive Patric. Ihn forderte ich gleich mit heraus. In einem Livevideo legte er in seinem Fitnessraum 100 Burpees in 04:48 Minuten auf die Matte. Was für eine Leistung! Wir tobten und jubelten vor den Laptops und Smartphones. Dieses Video ging definitiv in die LADD-Geschichte ein und auch hier zeigte unser Coach, wie nahe er an uns dran ist. Die anfängliche Befürchtung, die ich von anderen Programmen kannte, dass man Geld ausgibt, um dann alleingelassen zu werden mit seinen flauschigen Problemen, bestätigte sich nicht.

Die erste Burpees-Challenge war ein großer Spaß. Nach vier Wochen hatte ich die 100 Burpees am Stück geknackt. Kurze Verschnaufpausen, um Luft zu holen und die Sporthose hochzuziehen, waren erlaubt. Beides war nötig. So viele aus der Gruppe erzielten großartige Leistungen und die Körperumfänge wurden immer kleiner. Am Ende der Challenge schaffte ich 170 Burpees. Das brachte mir einen neuen Spitznamen ein. Patric nannte mich ab sofort „Burpee-Queen“. Was man doch alles schaffen konnte, wenn man keine Ausreden zuließ und einfach mal Schweres und scheinbar Unerreichbares tat. Mentale Quantensprünge auf der Fitnessmatte. Zu schaffen machte mir lediglich mein dauerhafter Ganzkörper-Muskelkater.

Pünktlich zum Sommeranfang knackte ich die 100-Kilo-Marke und wurde zum UHU – unter hundert Kilo. Das erste Etappenziel hatte ich erreicht. Ich freute mich und war stolz. Dennoch sollte es nicht bei 100 Kilo mit Größe 46 bleiben. Einmal auf die Schulter geklopft und weiter ging der leichte Gang in Richtung Wohlfühlgewicht, mit leckerem Essen und ohne zu hungern. Verboten war nichts. Nur zu viel Zucker und Lebensmittel, bei denen die Industrie zu sehr ihre Finger im Spiel hatte, wurden nicht empfohlen. Das wusste ich bereits von meiner Miss Schoki. Ich hatte viele Berater auf meinem Weg. Keiner sagte mir jemals: „Iss viel Zucker und Fertigprodukte." Dennoch tat ich es eine lange Zeit. Patric hat das Rad der Ernährung nicht neu erfunden, aber er zeigte mir, wie man Fahrrad fährt. Das war der Punkt.

Ich kochte jeden Tag, und zwar für die ganze Familie. Dabei musste ich mich an keinen Essensplan halten. Das hätte ich auch nicht gemacht, denn ich bin ein stures Mädchen. Jede Woche kamen neue Rezepte von Patric dazu, an denen ich mich bedienen konnte. Ich selbst hatte auch so meine Ideen, schnell und einfach sollte es sein: Brathähnchen aus dem Römertopf mit Ofengemüse, Zucchininudeln mit leckeren Soßen, Pellkartoffeln mit Kräuterquark oder mit Senfeiern, deftige Gemüsesuppen und Eintöpfe mit selbst gemachter Knochenbrühe, Eierflockensuppe, Omelett mit Pilzen, pochierter Lachs mit Brokkoli ... Die Liste des genussvollen Schlemmens wurde immer länger.

Mit einem starken Kaffee im Bauch und Sportklamotten um den Weichteiläquator erledigte ich erst die Arbeiten im Haushalt. Während mein Windelpupser sein Schläfchen hielt, sportelte ich auf meiner grünen Matte und gönnte mir danach einen Eiweißshake. Nach vielen Experimenten hatte ich endlich meine Marke gefunden. Mittags aß ich zusammen mit meinem Pubertier. Viel Gemüse und Eiweiß mit guten Fetten, aber auch Kohlenhydrate waren erlaubt. Und sie sind auch wichtig. Nur abends schränkte ich sie ein. Miss Schoki wäre stolz auf mich gewesen.

Durch meine Zeit mit der Neurodermitis und dem Reizdarm wusste ich, dass ich mit Weizen geizen sollte und ebenso mit Milchprodukten. Meinem Darm ging es super, meiner Haut auch. Zwischenzeitlich machte ich noch einmal eine Darmsanierung und gönnte ihm liebe Milchsäurebakterien. Ich fand meinen Ess- und Bewegungsrhythmus und die sieben Regeln von LADD hatte ich längst verinnerlicht. Essen, bis ich satt war, tägliche Spaziergänge und regelmäßiges Quälen mit Burpees und meiner sadistischen Sport-App führten zum Erfolg.

Obwohl ein Alles-erlaubt-Tag im Programm nicht vorgesehen war, genoss ich ihn jeden Sonntag. LADD passte sich meinen Bedürfnissen an, nicht umgekehrt. Ich hatte sechs perfekte Tage in der Woche und brauchte einen Ausgleich. Einen Tag, an dem ich essen konnte wie bei Oma und auch naschen durfte. Vollmilchschokolade und tütenweise Gummibärchen waren es nicht. Das war mir alles viel zu süß. Doch ich teilte mir oft mit meinem Mann eine Tafel Schokolade aus der Schweiz. Richtige Schokolade, wie ich es bei Miss Schoki gelernt hatte. Sonntags war ein opulentes Frühstück mit Brötchen erlaubt. Das liebe ich, aber nie vor elf Uhr, denn erst dann habe ich Appetit und kann essen. Auch ein köstlicher Pflaumenkuchen nach Omas Rezept oder der fluffige Gugelhupf meiner Schwiegermutti waren erlaubt. Einfach alles. Nur das schlechte Gewissen war verboten. Endlich konnte ich ohne Reue essen. Sonntags war und ist unser Familientag, an dem wir genießen und die Seele baumeln lassen.

Frau Bodenschlampe war nur noch genervt von mir. Immer mehr Fettzellen wurden ausgepresst und mein Selbstbewusstsein wuchs. Es war nicht mehr wie früher, als ich dachte, erst glücklich sein zu können, wenn ich abgenommen hatte. Ich war während dem Abnehmen glücklich und hatte es mir zur Aufgabe gemacht, anderen „Laddies“, wie wir LADD-Teilnehmerinnen und -Teilnehmer uns selbst bezeichnen, mit Tipps und Tricks zur Seite zu stehen. Ich konnte viel aus meinem Nähkästchen plaudern, hatte eine Menge Erfahrungen gesammelt und viel gelernt. Einmal in der Woche macht Patric ein Livevideo und gibt Antworten auf

Fragen, die man in einem Facebook-Beitrag stellen kann. Oft beantwortete ich vorab Fragen zu meinen Lieblingsthemen Vitamin D, Magnesium und Gewichtsstillstand direkt und Patric nickte nur noch ab. So manches Dokument über wiederkehrende Themen, das ich erstellte, sollte es neuen Laddies leichter machen. Das wiederum machte mich glücklich. Ich war froh, weiterhelfen zu können. In einem Livevideo beförderte Patric unter anderem auch mich zu seinem Co-Coach. Hui, da fiel ich vor Freude fast vom Stuhl.

Mein Mann, meine Mutti, Patric und unsere Gruppe lobten mich immer wieder und das tat meiner Seele so gut. Jetzt wurde mir klar, weshalb ich ein Leben lang dick gewesen war. Es war kein Mangel an Disziplin, es waren Traurigkeit, Leere, Trauer und Angst. Die Verletzungen meiner Seele waren tief. Ich hatte Wunden von Menschen zugefügt bekommen, denen ich nicht wichtig war. Für einige war ich Muttersatz, Aschenputtel, Fußabtreter und jahrelang das Opfer eines alkoholabhängigen Narzissten. In meiner Zeit mit LADD begann ich, allen aus tiefstem Herzen zu verzeihen. Ich war es, die das alles zugelassen hatte, denn ich hatte nicht gut genug auf mich aufgepasst. Das Essen war nur ein Mittel gewesen, um mir etwas Gutes zu tun und um genau das auszugleichen, was mir diese Menschen nicht geben konnten. Mein Mann Chris gibt meiner Seele ein Zuhause. Meine Familie ist ein Geschenk und endlich war ich angekommen. Die Vergangenheit war abgeschlossen. Sie war eine harte Lehrerin, doch nun war diese Tür zu und ich hatte den Schlüssel für meine Zukunft in der Hand. Es war der Weg zu mir. Und zum Schreiben. Im August 2017 begann ich, unterhaltsame Wochenrückblicke zu verfassen und in unserer LADD-Gruppe zu posten. Seitdem erzähle ich „Immer wieder sonntags ...", was mir Frau Bodenschlampe flüstert und welche neuen Foltermethoden sich meine sadistische Sport-App für mich ausgedacht hat. Ich schreibe über das Futtern wie bei Oma an meinem persönlichen Alles-erlaubt-Tag, über die dicke Hündin Rhea und meine lustige Familie.

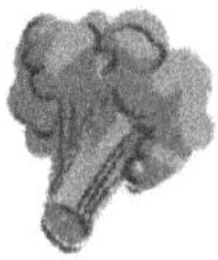

Immer wieder sonntags

Ein Sonntagmorgen im August 2017 bei den Schmidls. Der Windelpupser war frisch gewickelt, gefüttert und wurde zu Papa ins Bett gelegt – in der Hoffnung, dass er schnell wieder einschläft, denn ich hatte Großes vor. Mein Mann hatte mit mir irgendwie andere Pläne, aber hey, ein Knackarsch kommt nicht vom Matratzensport. Das musste er so hinnehmen. Laufklamotten an und einfach mal probieren, ob ich es noch draufhatte, das Joggen. Da ich nun ein „bisschen" abgenommen hatte, die Gelenke nicht mehr so belasten würde und einfach neue sportliche Reize setzen musste, wollte ich es wissen.

Um wieder einmal etwas anderes gegen das Hüftgold zu unternehmen, tippelte ich mit meiner dicken Hündin Rhea los, raus aus dem Dorf in Richtung Weinberge. Mit Wein hatte ich kein Problem, die Berge waren das Reizwort. Ich mochte sie nicht. Schon gar nicht rennend und schnaufend, immer mit der Angst im Nacken, dass ein Nachbar gerade unterwegs ist zum Brötchenholen und mich entdeckt. In meinem Kopf war leider immer noch das Bild eingebrannt, dass ich flauschiges Pfambel einfach albern aussah, besonders beim Sport. Natürlich gab es Laufpausen, vor allem für Rhea. Sie musste pullern und die Fährte der Rüden aufnehmen. Ich war über die Pausen nicht wirklich traurig und schnappte mit stolzer Brust nach Luft. Das Abrollen der Füße und die Atmung - ohne Seitenstechen - funktionierten noch tadellos, knappe 20 Jahre später. Beim Laufen spürte ich meine Fettschürze samt Unterbauchwulst auf und nieder hüpfen. Freudensprünge waren das nicht.

Laut meiner Lauf-App hatten wir immerhin 5,03 Kilometer in einer Zeit von 50 Minuten und 32 Sekunden geschafft, inklusive Pippi- und Verschnaufpausen. Mir war schon klar, dass da jeder geübte Läufer schmunzelnd den Kopf schütteln würde. Ich verstand das, mir ging es nicht anders. Aber nun ja, immerhin hatten die dicke Rhea und ihr Frauchen endlich mal wieder Bewegung der anderen Art. Ein Anfang war gemacht. Ich war besser als gestern oder die letzten 20 Jahre davor.

Erleichtert und stolz kamen wir zu Hause an. Rhea versank im Wassernapf und verschlief den Rest des Tages in ihrem Körbchen. Ich trank abwechselnd Wasser und einen Eiweißshake, denn meine frisch gestählten, wenn auch noch gut versteckten Muskeln brauchten jetzt dringend Proteine. Das klang nicht nur gleich viel sportlicher, dieser hochwertige Eiweißshake nach dem Sport tat mir gut und er war auch eine Belohnung, denn er schmeckte lecker. Satt machte er nebenbei auch. Mein Glücksgefühl war sehr groß und so wanderte meine rechte Hand auf meine linke Schulter und klopfte dreimal. „Gut gemacht, Pfambel!“, lobte ich mich in Gedanken.

Die folgende Woche verging wie im Flug. Das Leben als Hausfrau und Mutter ist eine Spirale, die sich immer dreht. Wäscheberge sind zu bewältigen. Und erst das ewige Putzen in Dauerschleife! Kaum ist man fertig mit dem Staubwischen, Staubsaugen und Aufwischen, fängt man wieder von vorne an. Doch zunächst räumt man seinen genetischen Mitbewohnern ihren Kram hinterher oder wirft das Zeug gleich in die Mülltonne. Wenn es auf dem Boden liegt oder in der Sofaritze steckt, wird es auch nicht mehr gebraucht. Meine Familie sah das anders. Fensterputzen ist auch so eine Arbeit ohne Nutzen. Entweder es regnet oder kleine Fingerspuren finden sich direkt neben Abdrücken von Hundenasen auf den glasklar polierten Fensterscheiben. Mein Pubertier öffnet die Terrassentür grundsätzlich an der Scheibe. Die Griffe könnte ich genauso gut abschrauben, weil überflüssig.

Kochen ist ebenfalls so ein Thema. Ich frage jede Woche, wirklich jede, was die Herrschaften gern essen wollen. Die Antwort lautet immer, wirklich immer: „Egal. Mach, was du denkst." Das mache ich dann auch. Und zwar das, was ich mag. Ich liebe zum Beispiel Leber. Tja, mein liebes Kind, Strafe muss sein. Bevor sie freiwillig ins Internat umzieht, gibt es für mein Töchterchen aber auch ihre Lieblingsgerichte. Doch was im Januar noch das absolute Lieblingsessen war, wird im März nur noch mit einem Augenrollen bedacht. Als ob das bei einer erfahrenen Mutter noch irgendeine Wirkung hätte. Dann gab es eben Leber. Mein entzückendes Söhnchen aß alles, was ich ihm vorsetzte – noch. Ich genoss diese Zeit.

Auch der Garten fordert jede Woche seine Aufmerksamkeit, wobei das für mich pure Erholung ist. Ich schnalle mir den Windelpupser in die Babytrage und mähe den Rasen. Er schläft dabei friedlich weiter. Das Pubertier höre ich nicht meckern, weil ich natürlich einen lauten Benzinrasenmäher habe. Welch Ruhe! Das ist wie Yoga mit Meditation im Benzinabgasrausch gepaart mit dem Duft von frisch gemähtem Gras.

Zwischen all den Aufgaben, die rein der Belustigung von uns Frauen dienen, gibt es noch die Shoppingtouren durch den Supermarkt. Die machen mit kleinen Kindern besonders viel Spaß. Solange sie noch im Kinderwagen schlummern, ist alles gut. Wenn sie erst einmal vorne im Einkaufswagen sitzen und ihre Babyspeckärmchen ausfahren, die sehr lang werden können, geht der Spaß los. Aber schon gut, gar kein Problem. Ich krieche gerne auf dem Boden des Einkaufstempels rum, um den Käse aufzusammeln, den mein freches Früchtchen aus dem Regal gezerrt hat, neben den Joghurts. Einfach immer eine Mülltüte dabeihaben und Feuchttücher. Ganz wichtig! Die Handtasche muss nur groß genug sein. Nicht zu vergessen die Desinfektionstücher, damit das Ablecken der Einkaufswagengriffe nicht mit einer Woche Bettruhe und wässrigem Durchfall samt Brechreiz endet.

Meine Tochter hatte in ihrer Kleinkindphase einmal zu viel an meinem Geduldsfaden gezogen. Noch vor dem ersten Schritt in den Discounter hörte sie auf Augenhöhe die Schallplatte „Wie ich mich zu benehmen habe“. Erster Teil: „Langsam laufen“. Zweiter Teil: „Bei mir bleiben“. Dritter

Teil: „Alles bleibt im Regal". Vierter Teil: „Keine Oma schupsen, Opas auch nicht". Fünfter Teil: „Wenn alles gut läuft, bekommst du *eine* Kleinigkeit". „Eine Kleinigkeit" wurde von ihr oft erprobt. Der Begriff war weder dehnbar noch Verhandlungssache.

Mein Töchterchen tapste in Gummistiefeln mit einem Überraschungsei neben mir her. Noch so eine sinnfreie Erfindung, die erst ein Jahr in der Ü-Ei-Box vor sich hin ruht, um dann im Müll zu verschwinden. In der „Zone des Grauens für alle Eltern", die Kasse mit dem Süßigkeitenregal, wollte sie noch einen Schokoriegel und diesen sofort essen. Nicht bezahlt zwischen die Milchzähne schieben war schon mal gar nicht drin. Läuft unter Diebstahl und Karies. Eine zweite Kleinigkeit bedurfte keiner Diskussion. Dann folgte der übliche Zwergenaufstand einer Vierjährigen. Auf den Boden werfen, schreien, vorgetäuschtes Weinen mit erbärmlichem Wimmern, kleine Fäuste und kleine Füße trommelten auf den dreckigen Boden. Selbst die Blumen neben ihr im Eimer schauten traurig zu und ließen ihre Köpfe hängen. Jeder sah uns, einige verdrehten die Augen, eine ältere Dame holte schon Luft, um wahrscheinlich sagen zu wollen: „Nun geben Sie dem Kind halt den Schokoriegel, es weint doch!" Was übersetzt so viel heißt wie: „Sorg jetzt endlich für Ruhe, du Rabenmutter."

„Mein Kind, meine Erziehung, meine Regeln, Klappe halten“, dachte ich, schaute sie an und zog die Augenbraue hoch. Nur eine, das genügt. Ich kann nämlich mit meinen Augen Blitze abfeuern.

Ich packte die Einkäufe auf das Band; es war nicht wenig. Danach packte ich alles wieder in den Wagen. Dort hatte ich wie immer einen Wäschekorb deponiert. Das sieht merkwürdig aus, meinetwegen, aber es spart Zeit. Hausfrauen haben nie Zeit, Mütter schon gar nicht. Ich bezahlte und schob den Einkaufswagen mit prall gefülltem Wäschekorb voller Lebensmittel durch die Tür. Der Zwergenaufstand war noch nicht beendet, aber wenigstens für mich verstummte er langsam, je näher ich dem Auto kam. Der Mutter-Kind-Parkplatz wurde von einem dicken BMW blockiert, ohne Kindersitz. Das sind übrigens auch die Autos, die keine Blinker haben. Jedenfalls blinken die nicht. Ich wuchtete den Wäschekorb in den Kofferraum, immer ein Auge auf die Tür des Geschehens gerichtet, für den Fall, dass die kleine Schreckschraube so einem Auto in voller Fahrt begegnet. Diese Autos können auch nur Vollgas fahren, vor allem mit gekrümmt sitzenden Goldkettchenlenkern, die ihr Umfeld mit schlechter und zu lauter Musik belästigen.

Als ich den Einkaufswagen zurück zur Sammelstelle fuhr, kam mir mein Töchterchen mit ausgebreiteten Armen entgegengerannt, patschend durch eine Pfütze – ohne Schokoriegel und ohne Überraschungsei. „Mamaaaaa!" Jetzt war das Heulen echt. Na, geht doch! Trösten, Küsschen, auf den Arm, zum Auto schleppen. Das Übliche. Ihre nassen und dreckigen Gummistiefel hinterließen ihre Spuren auf meiner Hose – der einzigen, die zu diesem Zeitpunkt noch passte. Einige Tage später erzählte mir eine Bekannte, dass ihr Vater auch am „Schokoriegeltatort" war. Er hätte zu meiner Tochter gesagt: „Deine Mutter hat den Supermarkt verlassen. Du kannst mit dem Theater aufhören." Daraufhin hätte das Geheule schlagartig gestoppt und meine Tochter wäre aus dem Supermarkt gerannt. Jetzt wusste sie, was eine Kleinigkeit ist. Eine!

Neben all den kleinen, bezaubernden Erlebnissen mit unseren Leibesfrüchtchen, dem bisschen Haushalt und was der Familie sonst noch an Beschäftigungstherapie einfällt, gibt es da noch uns Mädels. Wir müssen die perfekte Mutter und Hausfrau sein, die brillante Köchin, uns mit der Schwiegermutter verstehen und, weil das alles noch nicht genügt, ein Luder im Bett sein – noch besser eine Schlampe. Zu allem Überfluss müssen wir auch noch verdammt gut aussehen, am besten bereits vor dem Aufstehen. Sicher! Wo sollte ich da Zeit für mein Sportprogramm finden? Ich hatte nicht einmal Zeit zum Schminken. Aber auch das wird überbewertet. Wimperntusche genügt völlig. Natürliche Schönheit kommt von innen. Eiweiß heißt das Zauberwort für eine schöne Haut, kratzfeste Fingernägel und eine wallende Mähne. Da ich nun zu den Sportlern gehörte und meinem Darm zuliebe nicht zu viele Milchprodukte essen sollte, trank ich nach dem Sport einen Eiweißshake und sparte mir teure Antifaltencremes und überteuerte Shampoos, Sprays und alles, was angeblich schön machen soll. Eiweiß macht satt, schön, umsorgt unsere Muskeln, lässt die Lämpchen im Hirn leuchten und auch die Libido profitiert von Eiweiß.

An einem Sonntagmorgen im September um vier Uhr wollte mein Mann kuscheln, nachdem unser Söhnchen meine Aufmerksamkeit und den stillfreudigen Busen gehabt hatte. Hallooooooo? Das ging ja mal gar nicht! Wenn er Glück hatte, würde der „Tatort" heute Abend langweilig werden und ich vielleicht noch wach sein.

Ich hatte mir mittlerweile neue Laufschuhe gegönnt – leicht, mit biegsamer Sohle und atmungsaktiv. Der freundliche, gut aussehende und überaus sportliche Verkäufer war sehr nett und hatte mir nicht einmal den Eindruck vermittelt, dass ich peinlich wäre. Diese Schranke hatte ich nur im Kopf. Das Smartphone wurde wegen fehlender Komforttasche der Jacke einfach im Sport-BH verstaut und die Musik dröhnte aus der Oberweite. Kopfhörer nerven mich nur. Es war kurz vor sechs Uhr morgens und das beschauliche Dörfchen schlief noch. Die dicke Rhea war müde und nicht begeistert, dass ich sie so früh aus dem Hundekorb zerrte. „Rhea, welche Ausrede du auch immer hast, ich kenne sie alle. Beweg deinen fetten Hintern, sonst wird das nichts mehr mit den Rüden." Wir tippelten durch die Weinberge, in gewohnt gemütlichem Tempo, von Schnelligkeit war keine Rede. Einmal wäre mir dieses Wunder der Technik - das Smartphone - beim Laufen beinahe aus dem BH geflutscht, aber der Speckbauch konnte es vor dem Absturz retten.

Am Waldrand traf ich unseren Nachbar und Jäger Wilfried. Er kam gerade von der erfolglosen nächtlichen Wildschweinjagd zurück und wollte die Zeit bis zum Frühschoppen überbrücken. Da saß er nun in seinem Jeep, spielte am Handy und wollte offensichtlich nicht nach Hause zu seiner Frau Hilde. In manchen Ehen bekommt das Wort Abstand mit den Jahren eine immer größere Bedeutung. Bevor Nachbar Wilfried mir ein politisches Gespräch aufs Auge drücken konnte, mobilisierte ich ungeahnte Reserven und sprintete davon. Man könnte es auch Fluchtinstinkt nennen. Der Gute ist über 70 Jahre alt, aber wenn er sich über die Politiker aufregt, dreht er noch mal so richtig auf. Ich bin alt genug, um Dinge, die ich nicht ändern kann, einfach wegzuatmen. Das klappt auch ohne meine Teilnahme am Schwangerschaftshechelkurs in Hündchenstellung sehr gut.

Mitten im Lauf rief mich mein Mann an. Schön, wenn der Busen vibriert. Er sagte ganz stolz: „Wir haben den Tisch gedeckt und holen jetzt Brötchen.“ Oh Mann! Solange das Haus nicht in Flammen steht, muss ich nichts wissen, während ich mich auf meine Atmung konzentriere und Nachbar Wilfried davonrenne, um nicht noch mehr über den Dieselskandal zu hören. Im Endeffekt wollte mein Mann mir damit sagen: „Komm nach Hause, wir haben doch Besuch und Hunger und wollen jetzt endlich frühstücken!“ Das traute er sich zu seinem Glück nicht. Das Östrogenecho hätte er auch nur schwer verkraftet, denn ich war jetzt eine egoistische Breitarschmuddi im Sportwahn. Ich legte auf, joggte entspannt meine Runde zu Ende und die dicke Rhea schaffte den Dorfmarathon ausgezeichnet. Ich war stolz auf uns beide.

Zu Hause angekommen waren Teller und Besteck schon auf dem Tisch. Ich stellte, um guten Willen zu zeigen, die Butter dazu und ging unter die Dusche. Wir hatten Übernachtungsgäste und früher hätte ich ein großes Frühstück gezaubert, mit allem, was so dazugehört. Ein knallvoll gedeckter

Tisch mit schön dekorierten Wurst- und Käsetellern. Die Brötchen hätte ich natürlich selbst geholt, während meine Familie samt Besuch noch in ihren Betten schlummerte. Das war einmal. Früher! Jedenfalls wäre es mir nie in den Sinn gekommen, joggen zu gehen, wenn Besuch im Haus ist. Man muss sich doch um die Gäste kümmern. Nee, ich muss mich um mich kümmern und die Kombination vom Vorhängeschloss des Kühlschranks habe ich nicht im Sport-BH versteckt. Niemand muss in meiner Abwesenheit dem Hungertod erliegen. So sieht's aus. Heute achte ich darauf, dass es mir gut geht, denn dann bin ich eine entspannte Ehefrau, eine hingebungsvolle Mutter und meinetwegen auch eine gute Gastgeberin. Als ich dann frisch geduscht am Frühstückstisch einschwebte, war dieser komplett gedeckt. Das Pubertier hatte ihren schulgestressten Körper erhoben und brav mitgeholfen. Wahrscheinlich hatte sie Hunger. Ich fütterte unser Söhnchen mit Brei, biss nebenbei ins gebutterte Dinkelbrötchen und war sehr zufrieden.

Dieses schöne Gefühl wird mehrere Wochen im Jahr torpediert. Schwere Zeiten brechen für die engagierteste Mutter an, wenn es heißt: Schulferien! So manches Kind kommt bei so viel Freizeit auf seltsame Ideen. Mein Tochterkind wollte plötzlich mit zum Joggen. Eigentlich schön, wenn Kinder sporteln wollen. Eigentlich wäre es besser gewesen, wenn ich eine Minibar mit Apfelsaftschorle und etwas zu essen dabei gehabt hätte – auf einer Strecke von ganzen zwei Kilometern, wobei ein Kilometer aus Pausen bestand. Na, jedenfalls wusste meine zehnjährige Tochter nun, dass Joggen doch kein Oma-Sport ist, wie sie es oft vollmundig behauptet hatte. So viel Bewegung war eindeutig zu anstrengend für sie. Ich hoffte, dass dies das erste und letzte Mal war, dass meine Tochter sportlich im Ferienrausch unterwegs war – mit mir. Prima, dann hatten die dicke Rhea und ich wieder Zeit für uns und mussten nicht bei jedem Baum auf das schnaufende und schimpfende Pubertier mit rotem Köpfchen warten. Für das Tragetuch ihres kleinen Bruders war sie definitiv zu schwer. Zu Hause schüttete sie eine halbe Wasserflasche in sich hinein. Endlich trank das Kind ausreichend Wasser. Sie hat nie Durst und ich verzweifle jedes Mal bei dieser Diskussion. Vielleicht gehen wir doch öfter mal gemeinsam joggen. Schlecht für meine Nerven, gut für ihren Wasserhaushalt.

Eine Gefahrenquelle beim Joggen nach einer regnerischen Nacht sind Nacktschnecken. Die machen komische Geräusche beim Drauftreten. Es war keine Absicht, es waren nur so viele. Bevor wir losliefen, bekam Rhea genug Zeit für ihre „Geschäfte“, sonst würde der Lauf nicht schön werden. Es ist anstrengend, wenn der schwere Hund plötzlich mitten im Lauf stehen bleibt, stur und starr, um zu schnuppern, und mein Schultergelenk knackt, durch den Ruck in der Leine. Für eine Joggingleine war mein Bauch zu fett und ich begann bereits, an meiner Läuferkarriere zu zweifeln. Bei Rheas Vorfahren waren nicht nur Labradore im Spiel, bestimmt auch der eigensinnige Spitz. Oder eine Katze. Das würde einiges erklären.

Nach ewigem Gewichtsstillstand waren wieder zwei Kilo einfach so weg. Das flüsterte mir Frau Bodenschlampe. Die sinnvolle Kombination aus Kraft- und Ausdauersport schien kein Gerücht zu sein. Ein Plateau – nach 24 Kilo – ist nicht ungewöhnlich, aber es nervt. Es ist eine ganz normale Anpassungsphase des Körpers. Ich Matheniete berechnete meinen Kalorienbedarf neu. Eines war klar: Jedes Kilo Körperfett verbraucht täglich in etwa 30 Kalorien. Die musste ich von meiner Kalorienbilanz abziehen. Ein kleines Einfamilienhaus verbraucht auch weniger Heizenergie als ein Hochhaus in Stuttgart. Logisch. Ab und zu hilft einem die Mathematik dann doch weiter. Früher hätte ich vor lauter Frust über den Gewichtsstillstand meinen Kühlschrank leer gefuttert und mich zutiefst bedauert. Ich wäre stinksauer auf mich gewesen, weil ich eine Fressattacke hatte, um dann wütend noch einmal zuzuschlagen, mit der

Ausrede, dass mein kaputter Stoffwechsel schuld am Dilemma war. Gut zu wissen, dass im Körper die Abnahme in Phasen der Anpassung verläuft. Irgendwie beruhigend. Eine Pause von LADD war dennoch gut. Der Sommerurlaub stand an: eine Woche Erzgebirge bei Mutti. Eine echte Schlemmerwoche mit vielen Köstlichkeiten aus der Heimat. Zum Brunch Brötchen mit Nudossi (das Nutella des Ostens, nur besser), mittags eine deftige Mahlzeit in der Gaststätte, nachmittags Kuchen und abends Brötchen und Kuchen. Jeden Tag mindestens ein großes Softeis. Wir waren auch sehr viel wandern und Burpees machte ich auch einmal, doch von dieser schweißtreibenden Übung brauchte ich eine Pause. Nach dem Urlaub sah ich Frau Bodenschlampe länger nicht. Die Ohrfeige wollte ich mir ersparen, obwohl ich wusste, dass es sich bei einem Plus auf der Waage vor allem um Wassereinlagerungen gehandelt hätte. Ein Kilo eingelagertes Körperfett entspricht 7.000 Kalorien. So viel Eis war es dann doch nicht. Ich hatte kein schlechtes Gewissen, wenngleich mich der Urlaub etwas zurückgeworfen hatte. Meine Neurodermitis machte sich auch wieder bemerkbar und mein Darm verpasste mir eine Abreibung im Thronsaal. Trotzdem hatte mir der Schlemmerurlaub voller Ostalgie sehr gutgetan. Das war das Wichtigste! Mein Sohn hatte sich in dieser Zeit selbst abgestillt. Endlich gehörten meine Brüste wieder mir.

Nach dem Fressurlaub aß ich wieder kontrollierter. Mit den Burpees und der bösen Sport-App fing ich direkt wieder an, bevor die „Fauleritis“ voller Ausreden zuschlagen konnte. Das kannte ich von früher und ließ es nicht mehr zu. So hüpfte ich dem September entgegen. Da ich seit mehreren Tagen einen Ganzkörper-Muskelkater hatte – dem Sport sei Dank –, musste ich dringend etwas unternehmen. Mein Mann freute sich über seine Aufgabe als Masseur. Patric hatte jedoch eine viel wirkungsvollere Idee: mehr Magnesium. Ich war lange Zeit der Meinung gewesen, dass man mit einer gesunden und ausgewogenen Ernährung auf sämtliche Nahrungsergänzungsmittel verzichten konnte. Bei Magnesium und Vitamin D änderte ich meine Denkweise diesbezüglich schnell. Ich vertiefte mich in „Das Magnesium-Buch“ von Dr. Barbara Hendel. Da wurde mir vor allem klar, warum es immer weniger Magnesium in unseren Lebensmitteln gibt. Es liegt in erster Linie an den ausgelaugten Böden, dass Pflanzen immer weniger Magnesium und andere Mineralien wie beispielsweise Selen bilden.

Magnesium ist sozusagen der Tausendsassa unter den Mineralstoffen. Ich kannte Magnesium bisher nur aus der Schwangerschaft und zur Verhinderung von Wadenkrämpfen. Ab sofort löste ich täglich Magnesiumcitrat in Wasser auf und trank es.

Sobald ich etwas mehr als 300 mg erwischte, erkannte ich die Wirkung des natürlichen Abführmittels Magnesium. Um den Muskelkater erträglich zu machen, brauchte ich mehr davon, wollte allerdings auf Durchfall verzichten. Aber auch hierfür gab es laut Dr. Hendel eine Alternative: die Magnesiumaufnahme über die Haut. Magnesiumchlorid-Hexahydrat wird transdermal in den Körper befördert, ohne den Darm zu belasten. Nachdem ich uns den 25-Kilo-Sack Magnesiumflocken aus dem „Zechsteiner Meer“ ins Haus geschleppt hatte, begann in meiner Familie die Zeit der entspannten abendlichen Magnesiumfußbäder und -vollbäder. Außerdem stellte ich Magnesiumspray, auch Magnesium Oil genannt, selbst her. Nach dem Duschen sprühte ich es auf Arme, Schultern und Beine und massierte mein neu entdecktes Lebenselixier ein. Das Ergebnis war beeindruckend. Mein Körper regenerierte viel schneller nach dem Sport und ich hatte keine Muskelkrämpfe mehr. Aus dem brüllenden Muskelkater wurde ein schnurrendes Kätzchen und ich zum gestiefelten Kater. Das hatte aber weniger mit Magnesium und mehr mit Mode zu tun.

Der Herbst ist eine wunderschöne Jahreszeit. Neben der bunt gefärbten Landschaft, der neuen Regenschirmkollektion und dem ersten Vorweihnachtsstress konnte ich die ausladenden Hüften endlich schick umhüllen, ohne dass sie negativ auffielen. Mit weiten Jacken und Ponchos. Wenn da nicht die Stiefel gewesen wären! Ich sah das jährliche Drama im Schuhfachgeschäft meines Vertrauens schon kommen, mit einer verzweifelten Verkäuferin, die einfach keine Stiefel für mich findet, in die meine voluminösen Beine reinpassen, ohne dass der Reißverschluss aufplatzt. Die Standardstiefel hatten eine niedliche Schaftweite, in der meine Oberarme bequem Platz fanden. Nur meine Oberarme. Nicht meine Beine. Die Zähne der Reißverschlüsse kamen sich nicht nahe genug, um auch nur annähernd zueinanderfinden zu können. Ich war vom Standard weit entfernt. Die Lösung hieß Weitschaftstiefel. Das klang für mich herabwürdigend, mit anderen Worten nach fett, doch der Name schreckte mich nicht ab. Der Wunsch nach Stiefeln war größer. Die neue Errungenschaft aus schwarzem Kunstleder mit einem mutterfreundlichen Absatz für meine zarten Beinchen. Siehe da! Ich bekam die Stamperle rein und der Reißverschluss blieb zu, ohne den Wadenspeck einzuquetschen. Das Blut konnte weiter durch die Krampfadern fließen.

Mein Mann führte mich am nächsten sonnigen Sonntag im Oktober zum Frühstück in ein schnuckeliges Café aus. Das war für mich *die* Gelegenheit für meinen Auftritt als gestiefelte Rassekatze.

Hui, ich fühlte mich so sexy. Mein Mann fand das auch. Früher gab es diese romantischen Abendessen mit Kerzenschein, Wein und so weiter – das Ende dürfte bekannt sein. Als Eltern eines Windelpupsers sah die Welt ganz anders aus. Man datet sich, bevor man pünktlich zur Tagesschau einschläft, also zum Frühstück.

Am selben Tag gab ich vor lauter Enthusiasmus noch eine Großbestellung im Versandhaus des „guten Preises" auf. Dort war ich seit Jahren Stammkundin. Die waren da oben in Hamburg sicherlich verwundert, dass ich nicht mehr in Größe 46 und 48 bestellte (Größe 50 hatten wir auch schon), sondern in Größe 44. „Ach, die Frau Schmidl macht bestimmt mal wieder eine Diääääät." Die Hoffnung, dass mir der Kram in drei Wochen nicht mehr passen würde, brauchten die sich gar nicht machen. Ich war jetzt bei LADD. Wir denken langfristig und ohne Jo-Jo-Effekt.

Nun ja, ich öffnete den Karton mit den neuen Klamotten mit großem Respekt. Die Anprobe war sehr spannend. Wenn da die Reißverschlüsse bei den ganzen Teilen auffetzten, musste ich alles behalten. Panik stieg in mir auf, aber falscher Alarm. Es passte alles sehr gut. Nichts war zu eng. Presswurst sieht nicht lecker aus. Ich schickte dennoch einige Teile zurück. Es war das erste Mal, dass ich etwas retournierte, weil es mir nicht gefiel, und nicht, weil ich nicht reinpasste. Ich erwartete danach täglich einen Anruf vom Versandhaus wegen unerlaubter Gewichtsabnahme.

Das war aber nicht das einzige Highlight der Woche im Oktober, der nun im Herbst angekommen war. Bei so viel Wind und Kälte half der übrig gebliebene Bauchspeck auch nicht weiter, um zu wärmen. Meine Winterjacke musste rausgekramt werden. Getragen hatte ich sie die letzten beiden Winter schon, nur schließen konnte ich sie nicht. Man gewöhnte sich dran. Ich versuchte einfach mein Glück, ohne einen hoffnungsvollen Gedanken zu hegen. Hoppla! Das Ding ging zu – trotz dickem Pullover – und das Atmen klappte auch noch. Der Reißverschluss wurde vom ehemaligen, gut ausgebeulten Schwangerschaftsbauch nicht gesprengt, noch nicht einmal beim Bücken. Endlich Stiefel und eine geschlossene Winterjacke. Das waren pure Frühlingsgefühle im Herbst.

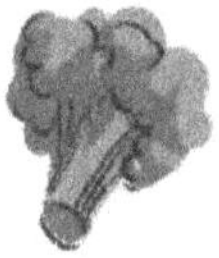

Pfambel und ihr Alles-erlaubt-Tag

Immer wieder sonntags werden meine Dehnungsstreifen am Bauch auf ihre Elastizität geprüft. Wenn sie nur da prangen würden, wäre es schön. Die Oberschenkel-Innenseiten zeigen das ganze Ausmaß der Katastrophe. Nicht zu vergessen die Innenseiten der Oberarme und wer weiß, wo sich die Biester noch verstecken. Früher knallrot, heute dezent schimmernd. „Streu Glitzer drauf!“, hatten sie im „Einhorn-Forum“ gesagt. So war das also gemeint. An einem Tag in der Woche dürfen sie glänzen. Fresstag nennen ihn die einen, die anderen Schummeltag, ich nenne ihn den Alles-erlaubt-Tag. Es ist meistens der Sonntag. An diesem Tag gibt es keine Essensregeln. Alles ist möglich. Sonntags verbiete ich mir nichts, mit einer Ausnahme: das schlechte Gewissen. Ganz gleich ob ein üppiges spätes Frühstück mit Brötchen, ein Sonntagsbraten mit Klößen, Kuchen am Nachmittag und dazu noch ein Abendessen voller Kohlenhydrate. Alles ist erlaubt. Nach dem Mittagessen findet man mich in bequemer Jogginghose auf dem Sofa bei einem Film wieder, umringt von meiner Familie und Schokolade. Einige Gummibärchen, Eisbecher und viele Nüsse im Schokoladenmantel sind bei der Kohlenhydratparty auch dabei. Ich liebe diese verschlemmten Sonntage. Ungeschminkt und mit strubbeligen Haaren auf dem Sofa rumlümmeln und essen, schlafen, essen. Ganz ohne Sport. In Pubertiersprache heißt das Chillen, allerdings darf man dabei das Smartphone nicht aus der Hand legen. Der Zuckerschock endet in einer lähmenden Müdigkeit und während mein Mann gemeinsam mit der dicken Rhea schnarchend den Schwarzwald absägt, dämmere ich weg. Der Sonntag ist definitiv der schönste Tag der Woche.

Die Befürchtung, dass ich die niedrige Kalorienbilanz einer ganzen Woche mit einem einzigen Tag ruinieren würde, wurde vom Abnehmerfolg zerschlagen. Es ist vielmehr so, dass der Tag des Kalorieninfernos mir hilft, die Woche diszipliniert zu meistern. Wann immer der Gedanke an eine kleine Sünde aufkommt, wird diese auf den Sonntag vertröstet. Mein Pubertier bangt jeden Sonntag zu Recht um ihre Süßigkeiten, die sie nicht selten vor mir versteckt. Der Alles-erlaubt-Tag ist nicht nur ausgesprochen gut für die Seele, sondern auch für den Leptinspeicher. Leptin ist die Tankanzeige für die Fettzellen. Je mehr Kohlenhydrate verzehrt werden, umso höher steigt das Leptin innerhalb von 24 Stunden an und sagt dem Körper: „Keine Crashdiät in Sicht. Es muss kein Heißhunger ausgelöst werden." Mein Weichteiläquator reagierte auf den Zucker zunächst mit einer erhöhten Wärmeproduktion und nicht selten fühlte ich mich von den vielen Kohlenhydraten wie betrunken, ganz ohne Alkohol. Mit der Zeit wurden die ausschweifenden Fressgelage immer weniger. Ich brauchte das nicht mehr in dieser extremen Form. An manchen Sonntagen genügte eine deftige Mahlzeit. Ein ausgiebiges Frühstück oder ein klassisches Sonntagsessen, doch nicht mehr beides an einem Tag. Ich war mit wenig Schokolade zufrieden. Eine Tüte Macadamianüsse war mir da lieber. Die Tüten sind sehr klein, da die „Königin der Nüsse" prallvoll mit guten Fetten und Vitaminen ist. Fettreich ist sie, hochkalorisch – meinetwegen. Ich liebe sie. Die dicke Rhea liebt Nüsse auch über alles. Doch da Macadamianüsse für Hunde giftig sind, gehört die ganze Tüte mir. Teilen verboten.

So vergingen die Wochen wie im Flug. Von Montag bis Samstag war ich diszipliniert und hielt mich an die LADD-Regeln. Sonntags wurde geschlemmt, mal mehr und mal weniger. Am Morgen, während der Kaffee durch Omas Porzellanfilter tröpfelte, musste ich zum Ausgleich Kniebeugen machen, wenn ich am Vortag die 10.000 Schritte nicht geschafft hatte. Eine der Regeln des perfekten Tages besagt: Auf 100 nicht getippelte Schritte kommt eine Kniebeuge. Eine gute Ausgleichsstrategie von Patric. Montags war ich noch im Strebermodus und schob Liegestütze hinterher, bis der Kaffee überlief. Das brauchte frau morgens um fünf Uhr, um wach zu werden. Küchenputz stand eigentlich nicht auf dem Programm.

Sport, ja, Sport war jede Woche Pflicht. Es ging nicht mehr ohne Hampelmänner, Liegestütze, Bergsteiger, Planken, Burpees und einiges mehr. Nicht zu vergessen diese quälenden Bauchübungen, damit der Unterbauchwulst irgendwie verschwindet, den ich übrigens vor meinen Schwangerschaften auch schon hatte. Man kann den Kindern nicht für alles die Schuld geben.

Magnesiumspray war in mancher Woche meine einzige Rettung bei Muskelkater. Sonst hätte sich mein kleines Leibesfrüchtchen die Babyflasche selbst zubereiten und endlich laufen lernen müssen, und das vor seinem ersten Geburtstag. An einem Sporttag standen nur – ich betone *nur* – Planken auf dem Programm meiner sadistischen

Sport-App. Dabei macht man sich steif wie ein Brett. Nur die Fußspitzen und Unterarme oder Handflächen berühren den Fußboden. In dieser Position darf man dann verharren. Anfangs freute ich mich. Ein Spaziergang. Weit gefehlt! 90 Sekunden eine Planke zu halten, kann zur Ewigkeit werden, mehrere Wiederholungen werden zur puren Qual. Ich spürte meine Arme noch Tage danach. Das Ganze war anstrengender als erwartet.

Die dicke Rhea hatte es an manchen Tagen auch nicht leicht. Sie war mal wieder auf Diät. Ihre Taille beulte sich nach außen und ihr Popo hatte die Form eines umgebauten Motorrads. „Hinten fetter Reifen für ein breites Heck", um es mit den Worten meines geliebten Mannes zu sagen. Die ehemalige Straßenhündin wusste sich aufgrund ihrer traumatischen Erfahrungen als Welpe zu helfen und leerte nicht nur den Mülleimer in der Nacht, sondern auch die Schüssel mit Walnüssen aus. Die Schalen fand ich dann morgens in meiner Fußsohle, während ich ins Bad hüpfte – leise schreiend, um die Familie nicht zu wecken. Zur Strafe für die verfressene Hündin entsprach ich dem Wunsch meiner Tochter und stimmte der Anschaffung einer lebenden Mäusefalle zu. Ich wurde offizieller Dosenöffner von Kater Diego, bei seinem Einzug zwölf Wochen alt. Er liebte mich und die dicke Rhea platzte vor Eifersucht. Ich genoss es.

Einmal erprobte ich meine masochistischen Neigungen ganz besonders. Mein Tochterkind kam nach ihrer Halloweentour mit einer großen Tüte Süßkram nach Hause. Davon abgesehen, dass dieses amerikanische Fest so unnötig ist wie Käse in Sprühflaschen, befand sich eine nette Überraschung in der Tüte: dunkle Schokolade mit ganzen Haselnüssen. Sportlich wurde ich nun zum Ritter geschlagen, denn dieses Teil lag die komplette Woche auf dem Wohnzimmertisch und setzte am Freitag Staub an. Ich ignorierte die süße Verführung eisern. An meinem nächsten Alles-erlaubt-Tag wollte ich sie am Abend nach dem Brathähnchen, alias Goldbroiler, mit in Ketchup ertränkten Pommes aufessen. Zum Frühstück waren Weißwürste mit süßem Senf und frischen Laugenbrezeln vom Brötchendealer geplant. Das musste erst einigermaßen verdaut sein. Am Abend probierte ich ein Stück des sportlichen Ritters. Mehr nicht. Manchmal ist es einfach nur die Vorfreude auf etwas Verbotenes. Wenn man es dann hat, ist es nicht mehr interessant. Allerdings war für mich die Erkenntnis, dass ich stärker war als eine Tafel Schokolade, sehr wichtig. Vor einigen Jahren wäre es undenkbar gewesen, dass ich der Verlockung von Schokolade hätte widerstehen können.

Wieder einmal stand ein ernstes Gespräch mit Frau Bodenschlampe an. Sie gab nach und zeigte

1,5 Kilo weniger an. Nichtbeachtung machte dieses Miststück weich. Ein Treffen im Monat genügte uns beiden. Mittlerweile hatte ich mehr Auswahl im Kleiderschrank, mehr Platz in der Badewanne, im Kinosessel, in meinem kleinen Auto und sogar im Klößchenheber, besser bekannt als BH. Patric redet in Bezug auf den Busen von der „Marketingabteilung". Recht hat er. Ich musste nun meine Augen mehr betonen. Vor sechs Monaten hatte meine Marketingabteilung noch auf Hochtouren mit einer Molkerei zusammengearbeitet, um unseren wichtigsten Kunden, meinen Sohn, zufriedenzustellen. Dazu war deutlich Personal aufgestockt worden. Als sich der undankbare Kunde dann mit zwei Milchzähnen in einer Verkaufsstrategie festbiss, die nur scheitern konnte, folgte die Kündigungswelle. Nun startete mein Mann ein Massageexperiment: Er wollte meinen Speckbauch für das Marketing gewinnen. Bisher hatte das in langen Meetings und Vertragsabschlüssen im Bett geendet, aber der Schnitzelfriedhof wollte einfach nicht fusionieren. Wir mussten nun Gespräche mit der Hinterhofcellulite führen, in der Hoffnung, dass Mitarbeiter ihren Arbeitsplatz wechselten. Personal wird oft dort abgebaut, wo es am meisten benötigt wird. Das war alles andere als gerecht. Andere Abteilungen waren überbesetzt. Die komplette erotische Zone in der Mitte des flauschigen Konzerns, der Reiterhosenhof und die Abteilung der

Winkearme sollten schrumpfen, aber bitte nicht das Marketing! Jammern half nichts. Es mussten neue Werbeblättchen in Form von Push-up-Klößchenhebern besorgt werden. Mehr Schein als Sein. Das gab es doch überall. Das wussten bald auch meine Nachbarn.

Eines Tages war Nachbar Wilfried bei seiner Jagd auf Wildschweine anscheinend erfolgreich gewesen. Seine Frau Hilde musste bei der Herstellung der Wildschweinbratwürste mithelfen. Därme waschen und so weiter. Ihr blieb auch nichts erspart. Die Würste waren weltklasse. Als sie mir eine große Tüte überreichte, fragte sie mich, ob ich ihr das Schießen mit dem Luftgewehr beibringen könnte. Als ostalgisches Mädchen kann man treffsicher schießen und vor jedem Jahrmarktbesuch üben mein Pubertier und ich unsere Schießkünste im Garten, um in der Schießbude genügend Kuscheltiere zu ergattern. Das war Nachbarin Hilde nicht entgangen. Den Zusammenhang verstand ich erst später, als ich wusste, wie viele Bratwürste man aus einer großen Wildsau zubereiten kann. Das ganze Dorf wurde versorgt. Die Darmputzerin war sehr genervt von ihrem Mann. Der nächste Sommer würde spannend werden. Ich stellte mir Hilde und mich im Tankini bei Schießübungen vor. Nachbar Wilfried würde freiwillig über den Gartenzaun spannen und ihr hoffentlich nicht vor den

Gewehrlauf geraten. Wäre doch schade, auf seine Wildschweinbratwürste verzichten zu müssen.

Auf meine Pechsträhne in der darauffolgenden Woche hätte ich indessen gut und gerne verzichten können. Da hatte ich nichts zu lachen. Nachdem ich die Fitnesstipps eines berühmten Models mit kleinen Brüsten befolgt hatte und bereits beim Zähneputzen meine dicken Beinchen mit 47 cm Wadenumfang durchs Badezimmer gleiten ließ, am Klodeckel mit dem kleinen Zeh hängen blieb und versuchte, leise zu schreien, um die Familie nicht zu wecken, gestaltete ich meinen Frühsport um. Ab sofort gab es nur noch Kniebeugen beim Zähneputzen. Diese Dinger sind sehr effektiv für – oder besser gesagt gegen – den celluliteverbeulten Popo, die Reiterhosen und die Prinzessinnenröllchen, die die ausladenden Hüften am unteren Rücken auslaufen lassen. Außerdem kommt man schon morgens aus der Puste, mit frischem Atem.

Als beflissene Hausfrau blickt man beim Zähneputzen nicht den Spiegel an. Erstens sage ich morgens um fünf Uhr zu meinem Spiegelbild: „Boah, wer bist du denn? Dich kenn ich nicht. Dich wasch ich nicht!" Zweitens genügen die vielen Zahnpastaspritzer meiner Familie völlig. Also schaute ich zähneputzend kniebeugenmachend ins Waschbecken. Dumm nur, wenn man die Tür vom Spiegelschrank geöffnet lässt. Das tat weh! Wenigstens meine dicke Rhea hatte Mitleid mit ihrem Frauchen und bekam dafür einen Knochen. Haustür auf und Knochen in den Garten geworfen, Rhea rollte freudig hinterher. Ein tiefes „Gude Morge" ertönte mit freudiger Stimme. Nachbar Wilfried war bereits mit seinen Jagdhunden unterwegs. Dann bemerkte auch ich, dass sich nur ein Hauch von Nachthemd über meinen Luxusbody schmiegte. Tief ausgeschnitten, viel Spitze und sehr kurz. Ein Schlüpfer wäre gut gewesen. Ich bin noch nicht alt genug für bodenlange Liebestöter aus Baumwolle mit Blümchendruck. Nachbar Wilfrieds Tag war gerettet.

Am nächsten Tag ging meine Pechsträhne direkt weiter. Während ich mit Babypopo-Feuchttüchern unser Wohnzimmer abstaubte – spätestens dann weiß man, dass man Mutter ist –, kochten in der Küche die Flaschensauger meines Sohnes im Topf. Und kochten und kochten und ich putzte und das Wasser im Topf war weg. Plötzlich roch es nach verbranntem Plastik. Eigentlich wollte ich gar nicht in die Drogerie, um neue Flaschensauger zu kaufen, doch ich hatte keine andere Wahl.

Nach all dem Elend brauchte ich am Samstagabend dringend Entspannung. Ein Magnesiumbad sollte die Stimmung wieder aufhellen. Um Zeit zu sparen, schüttete ich die Magnesiumflocken direkt aus dem großen Sack ins Wasser. Es löste sich ein großer Klumpen und patsch! Das hätte noch für drei weitere Bäder gereicht. In der Wanne eingetaucht – mein Mann wollte unbedingt mit, um Magnesiumsalz zu sparen – wachte unser Leibesfrüchtchen auf und schrie. Ein Backenzahn durchbohrte das zarte Zahnfleisch. Raus aus der Wanne, trösten, kuscheln und gekühlten Eisring zwischen die Milchzähne klemmen, dabei das Badetuch verlieren – weil es zu klein war oder ich zu fett – und frieren. Welch Entspannung! Zurück im Magnesiumbad freute ich mich – nein, nicht auf meinen Mann, der verbraucht nur Platz – auf mein neues Duschgel. Schade, dass es nicht schäumte. So gar nicht. So kein bisschen. Das hat eine Bodylotion so an sich. Das war der Nachteil, wenn man bei Kerzenschein ohne Brille in die Wanne steigt. Tiefenentspannt und mit samtweicher Haut verschlief ich den Krimi in der Flimmerkiste.

Mein Mann rettete den verregneten Sonntag mit einem Kaminfrühstück und Brötchen. Die gibt's bei uns nur sonntags. Unser Beitrag zur Wiedervereinigung Deutschlands war die Grundsatzdiskussion, welche Nuss-Nugat-Creme besser wäre: Nutella oder Nudossi? Unser Sohn entschied sich für Nudossi. Mehr Haselnüsse, weniger Zucker, kein Palmöl. Der Osten hatte gesiegt. Mein Göttergatte legte zusätzlich zum Sonntagsfrühstück mit Komplimenten nach. Ich wäre viel fester und schlanker geworden. Ich wusste genau, was er wollte: Pizza! Am Abend bestellten wir uns nach langer Zeit wieder einmal Pizza und genossen sie gemeinsam mit dem Pubertier vor der Glotze. Ich mochte diese belegten Weizenplatten immer noch nicht, doch wenn sie scharf war, mit viel Knoblauch, den kleinen salzigen Fischchen und einem Ei in der Mitte, aß ich wenigstens eine halbe. Zum Nachtisch verdrückten wir eine Tafel 80%ige Schokolade. Ich hatte mir nämlich – trotz der Woche voller Pleiten, Pech und Pannen – keinen Krümel Schokolade gegönnt. Dafür beulte meine Taille nicht mehr so sehr nach außen. Das merkte ich, weil ich beim Gehen mit den Armen nicht mehr am Speck entlangstreifte.

In der Woche danach wurde ich nicht weiter von der Pechsträhne verfolgt. Dafür war ich hoch motiviert und steigerte meine Anzahl der Burpees auf 190. Ich war stolz auf mich. Um diese Leistung zu erbringen, musste ich mich sehr motivieren. Mit einem Mann! Mick Brisgau alias Henning Baum aus der Serie „Der letzte Bulle“. Ein Mann wie ein Bauernschrank, immer das Zippo am Anschlag und flotte Sprüche unterm Bart. Ich schaute während den Burpees gerade die Szene, als er aus dem See stieg. Halb nackt und bullig durchtrainiert. So schnell war ich bei den Burpees noch nie wieder oben, um nur nichts zu verpassen. In Zukunft würde Mick Brisgau öfters aus dem See steigen müssen. Mein Mann hatte mit Mick kein Problem, denn er ähnelt ihm sehr. Nur dass mein Chris noch eine Nummer heißer ist. Während ich rumhopste, lag mein Göttergatte auf dem Sofa und schlummerte. Er müsste auch noch was tun. Bei der Ansage blieb es dann. Aber er hatte in dieser Woche immerhin einmal 50 Burpees und seine geliebten und besonders schweren erhöhten Liegestütze gemacht. Sehr fleißig! Das sagte ich ihm auch, denn „Männer muss man loben“, singt Barbara Schöneberger.

Auch in dieser Woche gingen uns am Mittwoch mal wieder die Eier aus. 20 Stück waren einfach nicht genug. Ich brach erneut die Diskussion der eigenen Hühnerzucht vom Zaun, aber mein Mann wehrte sich. Wir hätten davon hier schon genug, sagte er, den Blick auf unser Pubertier und mich gerichtet. Irgendwann setze ich mich durch. Den Hahn werde ich Wilfried nennen, wie unseren Nachbar. Das wird ein Spaß, wenn ich dann durch den Hof schreie: „Wilfried, runter von Hilde, heute ist Gertrud dran!“ Da geht's ab bei uns im Dörfchen.

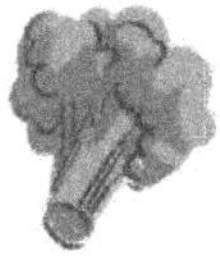

Frau Bodenschlampe wird zum Star

Oma war für mich immer schön, sogar mit Lockenwicklern unterm Kopftuch und blumiger Schürze, darunter einen hautfarbenen Strumpfhaltergürtel und halterlose Strümpfe. Kleidertechnisch war ich etwas anders unterwegs. Meine selbstklebenden halterlosen Strümpfe rollten sich noch ein, drüber und drunter eine Speckrolle, aber mittlerweile nur noch innen und nur beim Laufen. Also zum Kochen waren die ungeeignet, dienten nur als Sieb. Früher standen die Frauen noch sexy in der Küche, heute eher selten. Ich koche nicht sexy, aber dafür gern und oft, vor allem nach Omas Rezepten: Rinderrouladen gefüllt mit viel fettem Speck, dazu Rotkraut und fluffige Klöße. Herrlich, dieser Alles-erlaubt-Tag.

Ich war an diesem Sonntag auch ganz mutig und zerrte meine Kiste mit zu kleinen Kleidungsstücken raus. Die Kleidung vor der Hausrenovierung und der Schwangerschaft mit meinem Sohnemann. Mein Mut wurde belohnt. Wieder eine Jeans, die passte. Kleidergröße 42/44. Sie saß noch nicht ganz bequem. Der Oberbauch hing über den Hosenbund, der Bauchnabel heulte und die Unterbauchwulst blockierte kurzzeitig den Reißverschluss. Aber was soll's. Wofür wurden Bauchwegquetschschlüpfer erfunden? Die hatte Oma auch. Heutzutage fällt das unter die Rubrik Shapewear. Meinetwegen. Klingt besser, hat allerdings den gleichen Effekt: Bauch wegquetschen. Ihn wegtrainieren ist effektiver.

Das verfrühte Weihnachtsgeschenk für uns moppelige Eltern wurde vor dem Wochenende angeliefert. Ein Rudergerät. Was für ein Testosteronmonster. Ich schaffte zehn Minuten. Das war unfassbar anstrengend und ziepte bis in den Popo. Notiz an mich: Kleinere Bauchwegquetschschlüpfer ordern. Die von Oma werden bald zu groß sein.

Henning Baum wurde nun durch Gerard Butler ersetzt. Irgendwann ist jede Serie zu Ende. „Walking Dead" schaffte das auch noch. Gerard war Motivation pur. Er mag kuschelige Frauen laut neuestem Interview. Welch sympathischer Mann.

Der durfte bleiben. Das Rudergerät hat eine Tablet-Halterung. Damit ist nicht das Tablett aus der Küche gemeint. Ich wollte dort meinen Eiweißshake abstellen. Nein, das hätte in einer Putzorgie geendet. Mit diesem neuen Tablet kann man Filme schauen, während man rudert. Mit Mr. Butler vergingen die Minuten wie im Flug. Nach dem sportlichen Treiben mit dem schönen Gerard wollte ich ein neues Duschgel testen, ein Ölduschbad. Ich weiß noch immer nicht, ob es an meinen neuen Wadenmuskeln lag. Da waren Hubbel und Beulen, wo früher Wackelpudding wabbelte. Laut Anatomieatlas waren das Wadenmuskeln. Jedenfalls rutschte und flutschte der Rasierer drüber und zack: „Bates Motel“ live in meiner Dusche. Schuld waren die Muskeln! Was ich in dieser Woche noch gelernt hatte: Im Kapuzenpullover mit Zugband ein Baby wickeln, das die Windel so richtig voll hat, beschert nur unnötig Schmutzwäsche. Und zu viel Joggen mit immer noch hohem Gewicht führt zu Knieschmerzen.

Am Wiegetag im Advent waren 1,4 Kilo weg an erotischer Nutzfläche. Mein Mann würde da durch und den Verlust überwinden müssen. Zur Belohnung griff ich an meinem Alles-erlaubt-Tag in den Plätzchenteller. Aber das Zeug schmeckte noch süßer als letztes Jahr. Die Dominosteine waren ungenießbar, Spekulatius auch und Lebkuchen nicht mehr in rauen Mengen. Herr Heizmann - der Weihnachtsmuskelmann - hatte meine Festplatte neu bespielt. Ich aß dann eine Clementine. Zehn Monate LADD und nun so was. Ich würde das erste Mal in meinem Leben in der Weihnachtszeit nicht zunehmen. Ein Weihnachtswunder!

Mein Tempel der Flauschigkeit fiel immer mehr Abbrucharbeiten zum Opfer. Das cellulitebepackte Heckteil wurde etwas kleiner. Die Unterbauchwulst mit Kaiserschnittnarbe minimierte sich auch ohne Bauchwegquetschschlüpfer. Den Vogel schoss allerdings meine geliebte und gehasste lebenslange Begleiterin ab. „Frau Bodenschlampe" wurde in der Facebook-Gruppe zum LADD-Wort des Jahres 2017 gewählt. Warum wir ihr einen derart hohen Stellenwert einräumten, ist unbegreiflich. Vermutlich, weil ich ihr so einen liebevollen Kosenamen verpasst hatte und sie ständig Thema war.

Gewicht ist nicht immer gleich der Zahlenwert für Flauschigkeit. Ich war bei 92 Kilo angelangt. 28 Kilo waren seit dem Start mit LADD auf der Strecke geblieben. Optisch gesehen waren es deutlich mehr, sagten die Fotos. Bei der Einschulung meiner Tochter hatte ich ein ähnliches Gewicht, auf Fotos war allerdings ein gewaltiger Unterschied zu erkennen. Ich trieb damals keinen Sport, mal abgesehen von den Walkingrunden während der

Mutter-Kind-Kur. Vor ungefähr sechs Jahren war mein Körperfettanteil deutlich höher als heute. Das bemerkte ich auch an meiner Kleidung. Bei beinahe identischem Gewicht trug ich damals Kleidergröße 46/48 und heute 42/44. Ein erneuter Eintrag auf meiner Liste der Veränderungen folgte: Der richtige Sport lässt dich abnehmen, aber nicht unbedingt weniger wiegen. Der richtige Sport baut Muskeln auf. Das funktioniert auch bei Mädchen, trotz weniger Testosteron als bei Männern und rosa Hanteln. Dennoch sind wir von Muskelbergen weit entfernt. Mehr Muskeln bedeuten mehr Gewicht. Doch das ist nur die halbe Wahrheit. Beim Kraftsport verdichten sich die Muskeln und speichern Wasser, vor allem nach einer langen Trainingspause. Durch die gesteigerte Herztätigkeit und die vermehrte Sauerstoffaufnahme erhöht sich das Blutvolumen. Durch Ausdauersport und Krafttraining verdichtet sich das Knochenmaterial. Die Ausrede, ich hätte schwere Knochen, war nun pure Realität.

Sport hat noch einen schönen Nebeneffekt, den mein Mann herausgefunden hat, der Entdecker: Alles wird straffer. Die Kokonkuschelzone unseres mittlerweile einjährigen Sohnes war immer noch voller Flauschigkeit, aber bei der Planke, die ich nun dreimal hintereinander für 90 Sekunden halten konnte, hatte ich keine Mühe mehr, dass der

Hängebauch die Matte streichelte. Da nun die Bauchwegquetschschlüpfer endgültig zu weit waren, machte ich mich auf die Suche nach etwas Neuem. Es gab da so Fettpressbodys mit Quellereffekt. Man darf die Teile nicht von oben nach unten anziehen, sonst werden die Knie fett, weil man alles nach unten quetscht. Also von unten in den hautfarbenen Albtraum reinzwängen, der gleichzeitig ein fantastisches Verhütungsmittel ist. Irgendwann würde ich es schaffen, den wulstigen Unterbauch nach oben zu bekommen, um die Marketingabteilung aufzustocken, von Abteilung B zu D – oder F. Mit einer Korsage hatte ich es auch versucht. Beim Sitzen bogen sich die Stahlstreben nach außen. Meine Prinzessinnenröllchen mit Haltegriffen für gewisse Stunden waren so stur wie meine dicke Hündin Rhea, wenn sie einen Knochen will.

Den zweiten Teil des Hausfrauen-Softpornos „Graue Schatten“ hatte ich auch gesehen. Mein Englisch wurde immer besser. Der schöne Hauptdarsteller hatte kräftig an Muskelmasse zugelegt. Ich schaue so was nur wegen dem Sport! Da gab es eine Szene im Film, in der zog sich die schlanke Hauptdarstellerin im Restaurant am Tisch sitzend ihren Hauch von Schlüpfer aus. Dezent ausgedrückt heißt das Slip. Ich verstand das. Manchmal waren Restaurants zu stark beheizt. Ich stellte mir das mit meinem Bauchwegquetschschlüpfer oder gar mit dem Fettpressbody vor. Da würden die Pobacken am Sitz runtergleiten; das erklärt den Quellereffekt. Problematisch wurde es mit diesen Strapsen. Wenn ich mich vor lauter Hektik in der falschen Reihenfolge anzog, wurde das mehr als peinlich. Elegant war das auch nicht wirklich. Ich wollte erst nächstes Jahr mit meinem Mann ins Restaurant gehen. Welchen Schlüpfer ich anziehen würde, wusste ich noch nicht. Auf jeden Fall schwarz, denn Schwarz macht schlank.

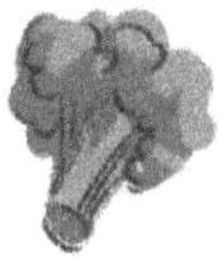

Pfambel im Weihnachtsgebimmel

Immer wieder sonntags konnte es durchaus passieren, dass ich mich mit anderen Männern traf. Morgens um sechs Uhr. Das machte Sinn, da schlief mein Mann noch, meine Kinder auch. Nur die dicke Hündin Rhea bekam das schweißtreibende Spektakel mit, während sie auf dem Sofa döste. Ihr Schnarchen störte uns nicht.

An einem Morgen im Dezember – ich hatte gerade den Adventskalender der letzten Woche geleert – ging es für 30 Minuten heftig zur Sache. Billy nahm mich hart ran, wenn man das so sagen darf. Zum Glück konnte ich meine Beine weit hochwerfen, nach vorne und zur Seite. Dann musste ich zusätzlich so Gummispielzeug einsetzen, damit es noch mehr Spaß machte. Das Tae-Bo-Bootcamp mit Billy Blanks, dem Karate- und Taekwondo-

Gott, brachte mich am Sonntagmorgen so richtig in Schwung und die dicken Hüften in Wallung. Dieses Gummispielzeug waren übrigens Gummibänder, mit denen ich die Füße knebeln musste, um die dicken Winkearme zu trainieren. Billy schrie mich an: „Make it burn!“ Na ja, ich komme aus der ehemaligen russischen Besatzungszone und verstehe dieses amerikanische Zeug nicht. Irgendwas mit brennen? Brennen tun da nur die Muskeln. Diese Sporttypen machten mich fertig. Doch zwischen Billy und mir bedurfte es keiner großen Worte; wir verstanden uns auch so und kannten uns. Eine On-off-Beziehung. Er war 62, aber von der Figur her sah er aus wie 20. Stahlhart trainiert. Apropos stahlhart: Mein Mann hatte am Tag zuvor auch ranmüssen. Nachdem ich mit meiner sadistischen Sport-App fertig war, packte ihn der Ehrgeiz und er ruderte einmal gefühlt über den Bodensee. Danach überredete er sich zu Liegestützen, mit den Beinen auf dem Sofa und mit Gewichtsweste. Heftig! Ich musste ihm danach erst einmal eine halbe Kuh in Form von Steaks in die Pfanne gleiten lassen. Er soll mit 62 Jahren so aussehen wie Billy Blanks. Ich arbeite daran.

Meine Bauchwegquetschschlüpfer wurden in den nächsten Tagen sehr gedehnt. Daran war nur meine Schwiegermutti schuld. Sie hatte Weihnachtsplätzchen gebacken und die waren zum Niederknien. Die besten Hüftgoldveredler, die ich je gegessen hatte. Natürlich schleuste ich mir die nur an meinem Alles-erlaubt-Tag durch die Kiemen. Die Adventszeit ist die verlockendste Zeit des Jahres, doch ich ließ mich unter der Woche von Keksen, Lebkuchen und Christstollen nicht verführen. Nur von Billy Blanks und meinem rudernden Göttergatten.

Das Jahr neigte sich dem Ende zu. Meine erotischen Weichteile und Rundungen leisteten mir nach wie vor Gesellschaft. Deutlich geschrumpft, aber ich war immer noch ein Prachtweib – nur im falschen Jahrhundert geboren. Dieser Rubens hätte mich bestimmt gemalt und mir noch Geld dafür gezahlt. In der heutigen Zeit war ich selbst für den XXL-Playboy-Kalender, der noch erfunden werden musste, zu flauschig und definitiv zu alt. War mir aber egal.

Einen Tag vor Heiligabend lockte ich meine Familie ins Hallenbad. Mein Pubertier versumpfte in ihrem Zimmer und mein Mann auf dem Sofa. Bevor sich bei mir die übliche Weihnachtspanik breitmachen konnte, mussten wir alle ordentlich durchgespült werden. Wenn da nur nicht diese leidige Badebekleidung wäre. Die zeigt das ganze Ausmaß der Verzweiflung. Wohlgeformte Hüften, Prinzessinnenröllchen und Haltegriffe für gewisse

Stunden – diese Extras in der Grundausstattung einer Frau waren doch nur für meinen Mann und nicht für die anderen Papis im Babybecken bestimmt. Ich konnte die im Badeanzug nicht wegquetschen. Ich hatte so einen Zweiteiler als Badeanzug, einen Tankini. Der Schlüpfer von diesem Albtraum war mir mittlerweile zu weit. Der würde nur so flattern. Man bedenke dabei Aktionen wie Sprungbrett oder Rutsche. Da wäre der weg und ich würde wegen Erregung öffentlichen Ärgernisses mit rotem Kopf beim Bademeister sitzen. Und das zur Weihnachtszeit. Nee, dann war ich doch lieber mit frischem Bauchwegquetschschlüpfer unterwegs. Hat keiner gemerkt! Das Oberteil von dem Tankini war schwarz, mit einer großen weißen Blume an der linken Seite. Mein Bauchwegquetschschlüpfer war ebenfalls schwarz, mit zarten weißen Blümchen, die vermutlich von meiner Unterbauchwulst ablenken sollen. Ich Schlaufuchs!

Mein freches Pubertier war in der Umkleidekabine besonders charmant und wies mich auf meine Brüste am Rücken hin. Wir befanden uns in der Familiensammelumkleide. Jeder konnte es hören und später auch sehen. Dieses Biest! Mein Mann meinte, dass diese Brüste deutlich kleiner geworden wären. Danke! Ich brauche den Kram im Dekolleté. Ich ging dann mit meiner kecken Leibesfrucht zu den Rutschen. Diese großen und breiten

Rutschen für die Schwimmringe. Das war ein wunderbares Training, da man die dicken Gummischwimmringe – neben den eigenen – viele Treppen hochzerren musste. Selbst ich Pottwal nahm mir einen doppelten Schwimmring, auf dem wir beide Platz hatten. Ich musste meinen dicken Hintern natürlich hinten platzieren, wegen der Schwungmasse. Dann gab es mitten in der Rutschbahn so Rollen, auf denen man nach oben gezogen wurde. Beim zweiten Mal hatte auch ich es kapiert: Breitarsch kräftig nach unten drücken, Massage gegen die Cellulite abgreifen. Rumdrehen für die Bauchspeckwegmassage ging leider nicht, ich steckte im Schwimmreifen fest. Ich hatte ohnehin gehört, dass eine Zupfmassage gegen Speck und Cellulite die bessere Lösung wäre, wegen der Durchblutung.

Der große Tag im Dezember rückte immer näher. Ganz Deutschland drehte aufgeregt am Adventskranz. Die Woche vor Weihnachten konnte stressig sein. Ich machte da nicht mehr mit. Durch halb Deutschland tingeln mit voll bepacktem Auto und quakenden Kindern? Nö. Weihnachtskarten an die bucklige Verwandtschaft schreiben? Fehlanzeige. Geschenkegehetze? Nicht mit mir. Die Kinder bekamen etwas. Das Geheule hielt ja sonst keiner aus. Mein Pubertier kannte seit ihrem peinlichen Auftritt im Supermarkt die Bedeutung von Kleinigkeiten. Mein Windelpupser würde das noch lernen müssen. Ich freute mich schon darauf. In der heutigen Zeit liegt ja mehr neben dem Nikolausschuh Größe 23 als vor 50 Jahren unterm Weihnachtsbaum für fünf Kinder. „Wunschzettel sind keine Bestellscheine." Das war der erste vollständige Satz meines Pubertiers – wenigstens in meiner Erinnerung.

Ach, nicht alle wissen, dass Weihnachten nichts mit Kommerz, Geschenkerausch und Dekowettbewerb zu tun hat oder zumindest haben sollte. Mir gehen die Weihnachtsmänner und geflügelten Jahresendfiguren – die Weihnachtsengel der DDR – bereits im Oktober derart auf die Eierstöcke, dass ich erst einmal die Osterhasen im Wasserbad schmelzen muss. Wir feiern den Geburtstag von Jesus und das darf man auch so sagen, ohne dass sich irgendwer auf den Schlips getreten fühlt. Apropos Schlips: So was schenke ich nicht. Mein Mann, der Biker, bekommt ein Duftwässerchen von Harley Davidson. Da habe ich auch etwas davon. Das riecht zum Niederknien, aber das darf man nun nicht wörtlich verstehen, so wie er. Lecker duften reicht Frau ab 40 nicht mehr. Wer Liebe machen will, muss freundlich sein. Das weiß mein Mann.

Weihnachten ist die Zeit der Liebe und der Familie. Da gehört man hin. Nicht an die Supermarktkasse oder sonst wo. Wer ist nur auf die bescheuerte Idee gekommen, dass man am 23. Dezember bis 20 Uhr oder länger einkaufen muss, kann und sollte? Oder noch an Heiligabend die letzten Notfallgeschenke hamstert und sich dafür bis März des nächsten Jahres verschuldet? Aber was weiß ich schon. In der DDR war der Konsum geschlossen. Da wurde noch mit Weitblick geplant und eingekooft. Das ging och. Ich bin ein altmodisches Mädchen und mache das immer noch so wie Mutti und Oma.

Diesen Stress mit der Gans am Weihnachtsabend gab ich mir dieses Jahr nicht. Ich konnte deswegen nie in die Kirche, weil ich ständig den fetten Vogel übergießen musste. Mit dem guten Rotwein, mit dem ich mich ja ständig selbst begoss. Na ja, ich sang dann in der Christmette besonders gut. Den Herrn Pfarrer freute das. Wenn ich allerdings keinen Sitzplatz bekam, hatte ich ein schwankendes Problem. Die Gans würde es in diesem Jahr daher erst am ersten Weihnachtsfeiertag zum Mittagessen, mit Knödeln und Rotkohl, geben. Danach würde ich beschwipst und vollgefuttert beim Märchenfilm einschlafen. Am Heiligen Abend nach der Kirche aßen wir Nachbar Wilfrieds Wildschweinbratwurst mit Sauerkraut und Kartoffeln. „Die Eltern von Jesus hatten im Stall auch kein 5-Sterne-Menü“, war Omas Argument, wenn in unserer Familie die Diskussion aufkam, wie das Weihnachtsessen auszusehen hätte. Im Erzgebirge gab es verschiedene Möglichkeiten: Gans, Bratwurst mit Sauerkraut, Wiener Würstchen mit Kartoffelsalat oder das „Neinerlaa“. Hinterher wurde immer ein Kräuterschnaps serviert. Oma nannte ihn liebevoll „den Verdauer“. Ich hatte es nie übers Herz gebracht, ihr zu sagen, dass Alkohol die Fettverbrennung stoppt, weil der Körper erst einmal das Nervengift zur Leber schleust. Ich trank jedenfalls keinen Schnaps, der brannte so im Hals. Ich wäre auch direkt betrunken unter den Tisch geglitten und hätte die Bescherung verpasst.

Besuch bekamen wir keinen an Heiligabend. Das regelten wir – das heißt ich – gekonnt. Besuch ist für mich immer Stress. Dann vereint sich die Erziehung meiner ordnungsliebenden Mutti mit meiner Ausbildung in der Gastronomie; getoppt wird das Ganze mit zu viel Perfektionismus und ich drehe völlig am Rad. Mein Mann ist dann nur gestresst von mir und das besinnliche Fest würde in einem Nervenkrieg im Weihnachtsgebimmel enden. Da ich mich diesem Stress nicht hingab, hatte ich Zeit für meine sadistische Sport-App und für lange Spaziergänge. Ganz romantisch im Regen. Den Wunschtraum, dass Weihnachten mit Schnee zusammenfällt, hatte ich längst aufgegeben. Kaum eine Weihnachtsleckerei konnte mich verführen. Die Dose mit den Plätzchen von meiner Schwiegermutti war noch fast voll und der Christstollen immer noch verpackt. Die Brüste auf meinem Rücken würden es mir verzeihen.

Früher, ja, früher futterte ich von Weihnachten bis Silvester durch und machte mit Sicherheit keinen Sport. Während der Weihnachtszeit konnte meine Familie drei Christstollen essen, zwei davon ganz allein ich. Am Silvesterabend gab es bei uns immer ein voll beladenes Raclette, neben „Dinner for One“ in Dauerschleife. 2017 war alles anders. Frohes Jahr, Frau Bodenschlampe!

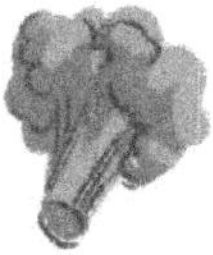

Pfambel rollt ins neue Jahr

Neues Jahr, neuer Zickenkrieg mit diesem Miststück im Badezimmer. Diese miese Verräterin hatte nur auf die Adventszeit gewartet, auf die aufgeplusterten Fettzellen der sündigen letzten Wochen im Jahr, auf das Resultat von Schokolade, Lebkuchen, Christstollen, Dominosteinen, fetter Gans, weichen Knödeln, Litern von Rotwein und eimerweise Glühwein. Blöde Kuh! Ich war stärker und ließ das heimtückische Weibsbild vollstauben und mit Wollmäusen spielen. Ich hatte dann doch noch in die Keksdose von meiner Schwiegermutti gegriffen. Zu meiner Verteidigung muss ich sagen, dass so mancher Märchenfilm nur mit ganz viel Zucker erst so richtig schön wird.

Ich konnte meinen Weihnachtsurlaub sehr genießen. So sehr, dass ich mir am zweiten Weihnachtsfeiertag vor lauter Gemüseentzug mit Schlechtem-Gewissen-Topping einen grünen Smoothie machte. Mein einjähriger Windelpupser schaute mich mit großen Kulleraugen an und befürchtete wohl, dass der giftgrüne Babybrei für ihn bestimmt war. Nee, der war für Breitarschmuddi im Strebermodus, denn Gerstengrasextrakt war auch dabei. Das Zeug war teuer, völlig überbewertet und ich zu geizig, um es in die Biotonne zu kippen. Ich hatte auch den kurzen Gedanken, ihn auf dem Komposthaufen zu entsorgen, war mir allerdings nicht sicher, ob die Mäuse das verkraften würden. Nicht, dass sie dann zu Ratten mutierten.

Ich war nach dem Fressgelage im Weihnachtsgebimmel ohne Schnee am Tag danach so voller Tatendrang, dass ich die Weihnachtsdeko wieder in den Keller packte und das Haus durchputzte. Weil ich Lust auf ein besonders heftiges Sportprogramm hatte, tobte ich mich im Kinderzimmer meines Pubertiers aus. Alles Schlampen außer Mutti! Kinder können echt eklig sein. Erst das Windel-Babykotze-Zeitalter, dann die Ich-geh-nicht-aufs-Klo-Ära und plötzlich sind sie ausgereift im Jahrhundert der heranwachsenden Brotdosen-Schimmel-Experimente. Dabei war meine Leibesfrucht so niedlich – damals. Nach dem Bootcamp im Kinderzimmer war ich fix und fertig – verschwitzt, eingestaubt und zufrieden. Mein Schrittzähler schaffte es auf eine neue Höchstzahl. „Sieht gut aus“, lobte mich mein Pubertier und ich wusste, das würde nicht lange so bleiben. Bei einem Telefonat erinnerte mich meine Mutti daran, welch faules Stück ich im Alter von zehn Jahren war. Ich hätte alles, was im Weg war – Schulsachen, dreckige Kleidung und heruntergefallene Zimmerpflanzen –, einfach unters Bett getreten. Ich? Niemals! Sie hätte mir damals viele Kinder, die genau so waren wie ich, gewünscht. Danke, Mutti! Ich wünsche meiner Tochter das Gleiche, von Herzen. Wie ich mich jetzt schon auf ihre verzweifelten Anrufe in ein paar Jahren freue.

Der Jahreswechsel stand an. Die neue Diät startete früher bei mir unter der Rubrik „Gute Vorsätze fürs neue Jahr“. Dann mussten am ersten Tag des Jahres noch die ganzen Essensreste der feiertäglichen Fressgelage vernichtet werden, inklusive Rotwein, um nicht mit Altlasten ins neue Jahr zu starten. Ach, und Ostern war auch nicht weit. Und so wurde die neue Diät aus der Frauenzeitschrift – zusammen mit den kalorienreichen Backrezepten gleich daneben, wo sonst? – bis nach Pfingsten verschoben. Das ging natürlich nur mir dickem Pfambel so. Klar! Auf so eine Idee kam sonst niemand. Dieses Jahr zog ich über die Feiertage meinen Speckbauch ein und aß, als wollte sich doch noch mal ein Bikini um die ausgebeulte Taille pressen. Hörst du das, du blöde Bodenschlampe? Sicherlich gab es mehr Ausrutscher und Alles-erlaubt-Tage über Weihnachten und Silvester als sonst, aber das schlechte Gewissen blieb weg. Das braucht doch sowieso kein Mensch. Wenn man Urlaub vom Alltag macht, darf man ohne Reue genießen. Hauptsache ist, dass man schnell wieder „die Kurve“ nimmt. Sonst werden aus sexy Kurven schnell mehrere Kreisverkehre.

Der wenige Schnee wurde durch Dauerregen ersetzt und ich befürchtete, dass unser Häuschen neben dem idyllischen Bach – der über Nacht plötzlich zu einem rauschenden Fluss geworden war – einmal gründlich durchgespült werden würde. Da war an Walkingrunden nicht zu denken. Ich wäre mit meinem kleinen Windelpupser samt dicker Hündin Rhea entweder abgesoffen oder weggeweht worden. Na ja, Rhea nicht, dafür war sie noch zu flauschig. Irgendwann war auch dieser Spuk vorbei und wir konnten endlich raus in die Natur, die Sturmschäden dokumentieren. Trotz dickem Pullover – die Dinger heißen jetzt übrigens Hoodies, ich bin voll hip – ging meine Winterjacke immer noch zu. Der Reißverschluss zerfetzte nicht am ehemaligen Schwangerschaftsbauch und ich konnte atmen. So, ging doch! Auch nach Weihnachten.

Mein Alles-erlaubt-Tag fiel am ersten Sonntag des neuen Jahres gleich ins Wasser. Ich hatte meinen Mann am Tag zuvor, dem 6. Januar, zum Einkaufen losgeschickt. Er war mit dem Auto voller leerer Getränkekisten unterwegs und ich konnte mich endlich mal wieder den sadistischen Spielchen meiner Sport-App ausliefern – dem zweiten Miststück in meinem Leben neben Frau Bodenschlampe. Sechs Runden ohne Pause! Geht's noch? Während ich vor mich hin pustete und die weihnachtliche Sportpause kräftig bereute, stand mein Mann plötzlich wieder in der Tür. Mit leeren Tüten. Der 6. Januar ist Feiertag in Baden-Württemberg. Herzlichen Glückwunsch! Zum Glück war ich im Wilden Osten groß geworden, im Land des „Mir ham nüschd“ und des „Ham wer nüsch mehr“, und hatte immer Vorräte für schlechte Zeiten im Keller gebunkert. Daraus häckselte ich einen Gemüseeintopf und Omas Wintersalat mit Chicorée und Orangen erfolgreich zusammen. Keiner musste verhungern. Ich erwartete den Pokal für die „Flexibelste Hausfrau Deutschlands“.

Es gab auch so Tage, da war meine ganze Familie sehr sportlich unterwegs, außer Rhea. Ich schleppte meine Brüste am Rücken samt meiner Familie wieder einmal ins Schwimmbad. Dort endete meine fröhliche Laune am Beckenrand. Ich hatte mich im Tankini gesehen, mit meinem kleinen Rollmöpschen auf dem Arm. Blöde Glasscheiben im Schwimmbad. Das waren ja Spiegel! Meinem Sohn standen die kleinen Babyspeckröllchen ausgezeichnet. Ich wurde 41 und war dafür definitiv zu alt. Letztes Jahr hatte ich 28 Kilo abgespeckt. 2018 musste definitiv noch was runter. Ich wollte einen Bikini und keinen Fangauftrag der Walrettung. Die Idee zur nächsten LADD-Burpees-Challenge für unsere Facebook-Gruppe wurde im Schwimmbad geboren. Man würde mich feiern – oder mich hassen.

Am nächsten Sonntag konnte sich mein Weichteiläquator eine kleine Pause von LADD gönnen, nachdem ich wieder sechs perfekte Tage hinter mir hatte. Doch ich verzehrte mich dieses Mal nicht nach warmen Brötchen und sagte den Gang zum Bäcker im Nachbarstädtchen ab. Stattdessen machte ich mit der dicken Hündin Rhea eine Walkingrunde durch die Weinberge. Die hatten ihre dicken Hüften nötiger als ich. Das Joggen hatten wir aufgegeben, da mein Meniskus im Knie endgültig schlappgemacht hatte.

Zum Jahresanfang war ich nun im Strebermodus. Viele Frauenzeitschriften auch. Alle Jahre wieder immer wieder neue Diäten direkt in der ersten Ausgabe des Jahres. Zu finden waren sie – wie gewohnt – ganz in der Nähe der verlockenden Backrezepte und gleich neben dem Psychologieteil „Akzeptanz der Weiblichkeit – trotz großer Kleidergröße“. Ich kaufte sie schon lange nicht mehr, aber einen Blick an der Tankstelle riskierte ich noch. Im Supermarkt wurde Sportbekleidung von Größe S bis XXL angeboten, wobei alles ab Größe M ruckzuck ausverkauft war. Neben Fitnessmatten, Springseilen, Kettlebell-Hanteln, Sport-BHs und billigen Laufschuhen gab es noch das Eisgel für Hobbysportler, die es wenigstens zu Beginn des Trainings maßlos übertrieben. Willkommen im schlechten Gewissen nach den weihnachtlichen Kalorieninfernos. Alle Jahre wieder!

Der Albtraum einer jeden beherzten Mutter hatte bereits am Montagmorgen endlich ein Ende: Die Schule begann wieder. Ferien sind für Mutterschiffe der reinste Horror. Das verschlafene Pubertier wurde mit frisch desinfizierter Brotdose – nach dem erfolgreich beendeten Schimmelexperiment in den Ferien – zur Tür hinausgeschoben. Ein, zwei Stunden Nachsitzen hätten mir gut in den Kram gepasst. So viel Glück hatte ich dann doch nicht. Vorerst war Ruhe im Stall, bis der Windelpupser unter seinem Mobile erwachte und nach seiner Flasche krähte. Zeit für Sport. Bevor das Gehirn ganz anging, schnell die Burpees auf die Matte gezimmert. Mein zu früh erwachter Bauchzwerg bewarf mich dabei mit Lego-Steinen aus dem Laufstall heraus. Trainingseinheit unter erschwerten Bedingungen! Natürlich ließ ich mich wieder vom Satan unter den Sport-Apps quälen. Ich brauchte das mittlerweile. 90 Sekunden Planke, und das sechs Runden lang. Gut so! Meine Cellulite wollte nur noch weg. Orangenhaut gehört an Zitrusfrüchte und dafür bin ich zu süß. Ach, was tat man nicht alles für die Wohlfühloase des Ehemanns. Apropos: Mein Mann meinte, es im neuen Jahr nun auch wieder sportlich angehen zu müssen. Er machte bei der Burpees-Challenge mit und schaffte es direkt auf 50. Leicht war ihm das nicht gefallen. Ich hatte einen fetten Vorsprung von 120 und mein neues Ziel waren 200. Bämm!

Immerhin, durch das Training auf dem Testosteronmonster – unserem Rudergerät – drehte er sportlich wieder richtig auf. Seit Tagen hörte ich nur noch Fettstoffwechsel, Pump und schwere Liegestütze. Mann, geh arbeiten! Männer heben fünfmal eine Hantel und haben neben drei Kilo Verlust an Fettmasse auch noch einen fetten Bizeps. Den Prachtkerl musste ich am Abend ins Magnesiumfußbad stellen, damit er sich entspannte. Mehr war nicht drin. Das Bett war frisch überzogen und ich hatte bereits mein Training gehabt. Extra noch eheliches Lakentreiben hätte in Übertraining geendet. Ruhepausen waren wichtig für das Muskelwachstum. Das musste er einsehen.

Mein geliebter Alles-erlaubt-Tag wurde Ende Januar von diesem Luder im Badezimmer gehörig ruiniert. Frau Bodenschlampe trällerte erneut fröhlich: „Grüße vom Plateau!“ Du mich auch! Wobei, das war tatsächlich das erste Mal, dass ich im neuen Jahr nicht an Masse zugelegt hatte. Ich hatte – vor meiner Zeit mit Patric als Coach – auch schon eine Gewichtszunahme von vier Kilo von November bis Januar geschafft. Das war mir gar nicht schwergefallen. Früher! Frau Bodenschlampe ließ ich ihren Erfolg. Ich würde sicher nicht mit ihr streiten. Wir sprechen uns wieder, du Miststück, und da will ich Ergebnisse sehen! Meine Miss Schoki hatte mich schon vor langer Zeit davor gewarnt und mir geraten, einfach weiterzumachen. Kein Grund, verzweifelt zu sein. Es half nichts, ich spielte weiterhin den Burpees-Mops mit rotem Kopf für mein süßes Leibesfrüchtchen und träumte von kleineren Bauchwegquetschschlüpfern.

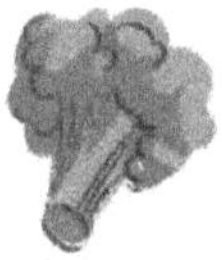

Pfambel und das rote Kleid

An diesem Sonntag begann der Tag früh. Sehr früh. Um 03:20 Uhr machte mein kleiner Windelpupser Party im Kinderbett. Da stand er nun wie der letzte Proll im Sperrbezirk und rüttelte an seinem Bett, als wollte er ausbrechen. Sein Papa schnarchte weiter und sägte am Schwarzwald. Er bemerkte nichts von seinem rebellierenden genetischen Abklatsch. Ich schwang den dicken Hintern aus dem Bett und bereitete den Milchcocktail für den kleinen Gangster zu. Zum Dank hatte ich ein Geschenk in der Windel. Nach dem Duftbäumchen war an Schlaf nicht mehr zu denken und noch bevor mein Göttergatte auf kuschelige Gedanken kommen konnte, war ich auch schon mit meinem Kaffee unterwegs ins Arbeitszimmer. Die dicke Rhea rollte sich verschlafen vom Sofa und forderte ihr Frühstück ein. „Schlemmereien in der Nacht stoppen die Fettverbrennung. Bewach den Garten und weck die Nachbarn!", war meine Antwort. Hundeblick konnte sie. Das gab heute einen Knochen extra, um mein schlechtes Gewissen wegen dem verbotenen Hundefrühstück zu beruhigen.

Apropos Knochen. Die spürte ich deutlich – oder waren es die versteckten Muskeln unter der Fülle erotischer Flauschigkeit? Am Tag zuvor hatte ich meinen Tempel der Weiblichkeit in Wallung versetzt. Burpees standen erneut auf dem Plan gegen die Rubensfigur. Mir tat jede Fettzelle meines Körpers leid. Was die mit mir mitmachen mussten! Seit mehreren Monaten brachte ich den cellulitebespickten Fettmantel ins Schwitzen, mit dieser Übung für harte Kerle voller gestählter Muskeln, die ich nicht hatte, jedenfalls nicht ersichtlich. Es funktionierte. Eine Fettzelle nach der anderen reichte die Kündigung ein. Ich hatte meinen eigenen Rekord gebrochen und 180 Planken-Burpees auf die Matte gehopst. Mein Mann wurde ganz blass. Er schaffte nur 55 Burpees. Danach tropfte Schweiß von seiner Stirn und er war mehrere Minuten nicht ansprechbar. Ein Eiweißshake erweckte ihn wieder zum Leben. Was war denn nun mit meinem Prachtkerl voller Testosteron? Da halfen Eiweiß und L-Arginin och nüschd mehr, wenn die Power fehlte. Seine Theorie war, dass ich durch die sadistische App, die im Grunde HIIT-Training ist, mehr Leistung hatte. Ich fügte stolz an: „Mehr Ausdauer, mein Lieber. Sieh es ein, ich bin fitter als du.“ Um mein geliebtes Herzblatt mehr zu motivieren, erinnerte ich ihn an unsere Burpees-Challenge. Nun hatte er ordentlich Druck im Stiernacken. Ich war eine gute Ehefrau.

Meine beste Motivationsübung ist der „heulende Bauchnabel“. Ich stelle mich in Klößchenheber und Bauchwegquetschschlüpfer vor den großen Spiegel und hüpfe. Das bringt den heulenden Bauchnabel kurzzeitig zum Lachen. So stelle ich mir das dann bei den Burpees vor. Da hat alles an mir ganz viel Spaß. Ich wurde mir des Ausmaßes der Katastrophe bewusst. Es erinnerte an Wackelpudding mit Zitronengeschmack. Lecker! Den würde ich am nächsten sonntäglichen Alles-erlaubt-Tag futtern. Mit Vanillesoße. Ich musste ihn nur vor den genetischen Fressfeinden verstecken.

Ich war mutig und quetschte meinen Luxusbody – alles, was da baumelte, hatte viel Geld gekostet – in meine alte Jeans, die jetzt besser passte als weit vor meiner zweiten Schwangerschaft, und erledigte den Wocheneinkauf. Größe 42, jawohl. Zwei Stunden später konnte ich immer noch atmen. Der Knopf war nicht weggesprungen und der Reißverschluss nicht aufgeplatzt. Das wertete ich als Erfolg. Vor meiner Zeit mit LADD musste ich meine

Hosen in Größe 48/50 im Liegen schließen und dabei gekonnt die Unterbauchwulst unter dem Reißverschluss verschwinden lassen. Das musste man mir erst einmal nachmachen.

Wieder lag eine Woche der kreischenden Fettzellen, der ausgebeulten Taille und der überflüssig gewordenen Fettschürze hinter mir. Das Ding war zu nichts zu gebrauchen, nicht einmal zum Kochen. Beim ehelichen Lakentreiben störte sie. Doch es lag auch an meinen Rückenbrüsten in Doppel-D, dass ich lange nicht mehr in mein einziges Kleid – das rote – gepasst hatte. Ich hatte es mir vor vier Jahren gekauft, um es bei einer Rockabilly-Hochzeit zu tragen, zu der ich eingeladen war. Damit konnte ich zunächst nichts anfangen. Rockige Kondome? Das klang wie der Name einer schlechten Band. Das Ganze hatte etwas mit den 50er-Jahren zu tun, wie ich bald herausfinden sollte. Eine schöne Zeit! Die Mode war sehr frauenfreundlich. So weit weg von Skinny-Jeans und Leggins. Petticoat hieß die Lösung für cellulitebepackte Popos, Reiterhosen, Unterbauchwülste und ausladende Hüften. Perfekt für mich! Alle Problemzonen waren versteckt. Wobei ein Petticoat wie ein Hühnchen von hinten aussieht, aufgeplustert.

Vor vier Jahren passte das Kleid sehr gut. Frau Bodenschlampe bescheinigte mir damals zarte 82

Kilo. Noch vor meiner Schwangerschaft im letzten Jahr wurde ich flauschig, in der Schwangerschaft dann kugelrund. Danach konnte ich das rote Kleid nur noch streicheln und aus der Ferne bewundern, aber längst nicht mehr tragen. Uns trennten fette 38 Kilo voneinander. Letzte Woche war es dann so weit. Der Tag der Anprobe. Ohrfeige oder Freudensprung? Damit nichts schiefgehen konnte, ölte ich meinen Lustpanzer ein, um besser in das rote Kleid reinzuflutschen. Auch meine Freunde, den Fettpressbody mit Quellereffekt und den Bauchwegquetschschlüpfer, hatte ich zu Hilfe geholt. Nur nichts dem Zufall überlassen! Ich stieg respektvoll in den Petticoat, der dank Gummizug passte. Da war es wieder, das imaginäre Bild vom hinteren Teil eines Hühnchens. Hätte ich noch meine dicken Stamper in die Weitschaftstiefel gezwängt, hätten auf dem Straßenstrich hinter der polnischen Grenze Abnehmer bereitgestanden.

Vorsichtig schlüpfte ich in den roten Traum der 50er-Jahre. Trommelwirbel! Ratsch, der Reißverschluss ging zu. Ich hüpfte jubelnd zu meinem Mann und quiekte: „Chris, es passt, es passt!“, und schwang den Stoff des Petticoats mit wiegenden Hüften von links nach rechts. Obwohl ich mit runtergepressten Brüsten und dicken Wollsocken vor ihm stand – in der Aufregung hatte ich darauf vergessen, Klößchenheber und Strumpfhose anzuziehen –, war er ganz stolz auf mich und meinen Abnehmerfolg. Ich auch. Wieder eine Etappe auf dem Weg zum Wohlfühlgewicht geschafft! Es war mir jedoch unerklärlich, wie das rote Kleid mit 82 Kilo passen konnte und mit neun Kilo mehr ebenso. Vielleicht hatte Patric doch recht und Muskeln wiegen mehr als Fett. Nun wusste ich, dass ich nicht nur schwere Knochen, sondern auch viele schwere Muskeln hatte.

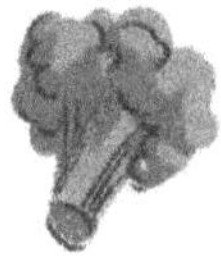

Pfambel knackt die 30 Kilo

Meine Fettzellen hatten in diesen Tagen viel zu feiern – die ausgehungerten und die noch prall gefüllten. Seit einem Jahr schmolzen sie durch LADD dahin und wurden durch Burpees und sadistische Sportübungen gequält. Diese 30 Minuten Plackerei drei- bis fünfmal pro Woche transformieren den Körper einer jeden gestressten Frau mit akutem Zeitmangel in den einer Amazone. Bei mir dauerte es dank zu viel Schwungmasse etwas länger. Doch sonntags, an meinem Alles-erlaubt-Tag, durften sie sich entspannen. Der Fettpanzer wurde nicht durchgerüttelt und auch nicht in Bauchwegquetschschlüpfer gepresst. Sonntags durften sie sich in der Jogginghose auf dem Sofa rekeln und wurden nach einer kalten Dusche mit einer Bodylotion verwöhnt. Da stand „doofe" drauf, nur falsch geschrieben. Vermutlich eine der Folgen der Rechtschreibreform. So doof war doch keine wohlgeformte Frau, um die Lüge „Strafft die Haut“ zu glauben. Straff wird die Haut durch den richtigen Sport und Eiweiß. Aber diese Lotion machte samtweiche Haut und roch gut. Hey, ich sollte in die Werbung gehen: „Mit dieser Bodylotion werden Sie verführerisch duften und die Männer für sich gewinnen. Für den straffen Hintern müssen Sie vorher den celluliteverbeulten Popo bewegen.“ Ein Verkaufsschlager!

Mein Montagmorgen startete wieder mit Burpees. Um mich nicht zu verzählen, legte ich nach jeweils zehn Burpees einen Lego-Baustein hin. Mit der Zeit wurde das ein stattlicher Turm und mein Windelpupser kreischte vor Begeisterung. Heute waren es 20 Lego-Steine, umgerechnet 200 Burpees. Mein persönlicher Rekord. Power genug hatte ich für dieses Spektakel, denn am Abend zuvor hatte ich eine Tafel Schokolade eingeatmet. Dunkle Schokolade mit Nüssen aus der schönen Schweiz. Ein Traum! Dieser Genuss hatte meine Glukosespeicher aufgefüllt und ich konnte sie mit den Burpees gleich wieder ausschwitzen. Meine gequälten Fettzellen heulen immer noch.

Pünktlich zum Monatsanfang hatte ich wieder ein Gespräch mit Frau Bodenschlampe. Dieses Miststück hatte endlich eingesehen, dass ich die sture Oberzicke von uns beiden bin. Wahrscheinlich wollte sie sich einschleimen und zeigte eine Acht. Vorne eine ACHT! Vor einem Jahr noch hatte sie mir die fette Ohrfeige mit 120 Kilo verpasst. Ich war nun offiziell keine Über-90-Kilo-Frau mehr. Die war ich laaaange. Ein schönes Geschenk zu meinem LADD-Jubiläum, das ich mit einem großen Stück Sachertorte feierte. Es können auch zwei gewesen sein. Ich hätte es nicht für möglich gehalten. Innerhalb von einem Jahr hatte ich 30 Kilo Fettzellen ausgehungert und es war leichter, als ich gedacht hatte. Nun war ich im Club von LADD-Expert, dem Folgeprogramm, angekommen, peilte vorne die Sieben an und würde Frau Bodenschlampe so richtig aus der Fassung bringen. Auf ein weiteres LADD-Jahr mit vielen Tausend Burpees und sadistischen Sporteinheiten, die ich mittlerweile liebe!

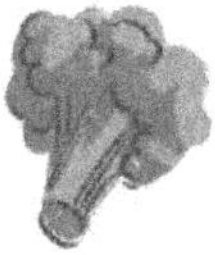

Ende der Geschichte?

Ich bin immer noch nicht schlank, aber deutlich schlanker. Die leichte Reise zum Wohlfühlgewicht, das ich in Zahlen noch nicht benennen kann, wird noch einige Zeit weitergehen. Das ist gut so, denn ich bin noch nicht gewillt, mich von meinem Coach Patric zu verabschieden und auch nicht von der LADD-Facebook-Gruppe. Viele der Mitglieder habe ich ins Herz geschlossen und ich weiß, dort werde ich gebraucht. Meine Erfahrungen und meine Kolumne „Immer wieder sonntags …“ motivieren sehr viele Menschen, die – wie ich – einen langen Leidensweg mit ihrem Gewicht hinter sich haben, und sehr viele feiern umwerfende Erfolge.

Ich habe nun etwas über 30 Kilo abgenommen, wie mir Frau Bodenschlampe verärgert bestätigen musste. Eine Niederlage für dieses Biest, ein großer Erfolg für mich. Es war tatsächlich leichter als gedacht. Der Name ist Programm. Ich habe auf meinem Weg an Leichtigkeit dazugewonnen, nicht nur was mein Gewicht betrifft. Derart fröhlich, selbstbewusst und sportlich stand ich noch nie in den Pumps. Ich habe sehr viel dazugelernt, Abnehmmythen über Bord geworfen, Muskeln aufgebaut und schaffe nicht nur Liegestütze, sondern mittlerweile 200 Burpees. Ich fühle mich großartig. Trotz meinen 89 Kilo Körpergewicht, für die ich mich nicht schäme, sehe ich mit etwas Schminke und Kleidung in Größe 42 besser aus als in meinen Zwanzigern. Im Grunde sind alles nur Zahlen, von denen ich mich nicht mehr fertigmachen lasse.

Frau Bodenschlampe wird nur noch zur Gewichtskontrolle benutzt. Wir haben den Spieß umgedreht. Nun gehe ich ausschließlich ins Bad, um mich fertig zu machen, im positiven Sinn. Ich bin überzeugt, dass jeder diesen Weg gehen kann. Wie, darf jeder für sich selbst entscheiden. Im Endeffekt haben alle recht, die sagen: „Stell deine Ernährung und deine Gewohnheiten um, für dich und deine Gesundheit." Ich sage: Sei stärker als deine stärkste Ausrede und entscheide dich jeden Tag aufs Neue, dranzubleiben, für den wichtigsten Menschen in deinem Leben – DICH.

Über die Autorin

Bianca Schmidl ploppte am 9. März 1977 als „Kugelfisch“ auf sächsischen Boden. Nach dem Abitur machte sie zunächst eine Ausbildung zur Hotelfachfrau, arbeitete danach viele Jahre als Telefonistin und quälte sich für Bürobrotjobs durch öde Computerprogramme. Sie ist Psychologische Beraterin, Fitnesstrainerin, Autorin und Mutter von zwei Kindern.

Die Scherze über ihren Namen kennt sie alle. Auch wenn er Schmiedel ausgesprochen wird, ist kein E darin versteckt. Und da ist auch kein N! Sie hat ihn aus Österreich bekommen, mit bestem Dank an ihren Mann.

Als bekennender Bücherwurm liebt sie Psychothriller, Kinderbücher und Fachbücher über Psychologie, Ernährung und Sport. Ihre ersten Schreibversuche endeten kläglich im Leistungskurs Deutsch, da ihre Lehrerin den bissigen Humor nicht verstand. Jahre später ist eine große Portion Selbstironie hinzugekommen. Seit einem Jahr schreibt sie jede Woche die Kolumne „Immer wieder sonntags ...“, aus der schließlich auch die Idee zu ihrem Debütroman entstanden ist. Als Autorin wünscht sie sich eine Schreibmaschine mit automatischer Kommasetzung.

Sie hatte das Glück, einen Mann zu finden, der über ihren rebellischen Humor lachen kann. Sie lebt mit ihm, den beiden Kindern und zwei felligen Freunden in Baden-Württemberg. Wenn sie nicht gerade im Garten arbeitet, kocht und malt sie leidenschaftlich gerne. Außerdem fährt sie Motorrad und singt dabei beeindruckend schief „Que Sera Sera".

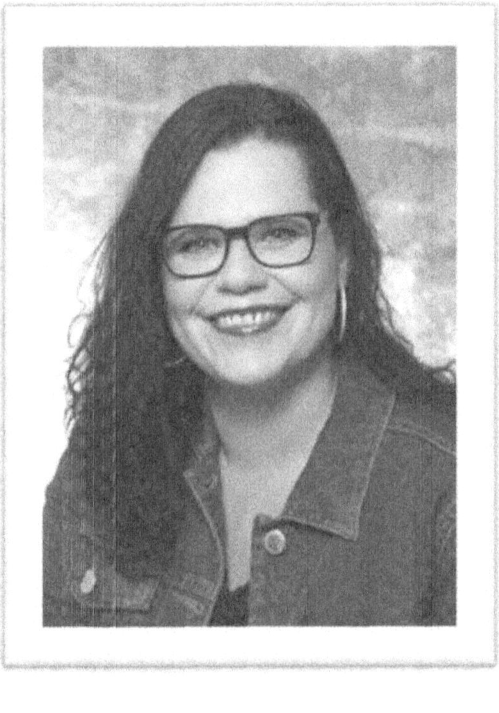

Liebe Leserin, lieber Leser,

eines ist ganz entscheidend: Die Zahl auf der Waage, die Kleidergröße, der BMI und die Rundungen sagen nichts über Dich aus. Du bist wertvoll, wichtig und liebenswert. Wenn Du das einmal vergessen solltest, denk an Pfambel, wie sie als dickes Kind unten an der Kletterstange hing und viele Jahre später 200 Burpees auf die Matte bringt. Alles ist möglich und leichter, als man denkt.

Wenn Du Deine Gedanken, Erfahrungen, Anregungen oder Fragen mit mir teilen möchtest, freue ich mich über Mails an schmidl@bianca-schmidl.de.

Gerne kannst Du mir auch auf Facebook folgen und dort „Immer wieder sonntags ...“ mehr von Pfambel und ihren Ernährungsabenteuern lesen. Aktuelle Infos findest Du auf meiner Website www.bianca-schmidl.de.

Ich wünsche Dir bei den Gesprächen mit Deiner Frau Bodenschlampe Geduld, Gelassenheit und viel Erfolg.

Deine Bianca oder auch Pfambel. Beides stimmt!

Sarah-Lisa Hleb

·illustration·